中国农民卫生保健丛书
卫生部、科技部送卫生科普知识下乡工程

皮肤病性病

何志新　主编

编　者（按姓氏笔画排序）
乔　菊　何志新　陈金波
费允云　宿　斌　葛春艳
雷　漾

中国协和医科大学出版社

图书在版编目（CIP）数据

皮肤病性病 / 何志新主编. —北京：中国协和医科大学出版社，2007.4

ISBN 978-7-81072-907-9

Ⅰ.皮… Ⅱ.何… Ⅲ.①皮肤病-防治②性病-防治 Ⅳ.R75

中国版本图书馆 CIP 数据核字（2007）第 050135 号

中国农民卫生保健丛书

皮肤病性病

主　　编：何志新
责任编辑：吴　磊

出版发行：中国协和医科大学出版社
（北京东单三条九号　邮编 100730　电话 65260378）
网　　址：www.pumcp.com
经　　销：新华书店总店北京发行所
印　　刷：北京丽源印刷厂

开　　本：787×1092 毫米　1/32 开
印　　张：4.375
字　　数：60 千字
版　　次：2007 年 5 月第一版
定　　价：10.00 元

ISBN 978-7-81072-907-9/R·900

卫生部、科技部送
卫生科普知识下乡工程

《中国农民卫生保健丛书》编委会

序

在一年一度的全国科技周来临之际，“振兴老区、服务三农、科技列车井冈行”的列车启动了。为了配合这次活动，卫生部和科技部组织专家编写的一套《中国农民卫生保健丛书》也将随着这辆列车送往革命老区。

改革开放以来，农村广大群众的生活有了很大改善，医疗水平有了一定的提高。但是，农村的医疗卫生条件、农民的个人卫生意识与城市相比仍然有很大的差距。农民保健知识十分贫乏，自我保健意识不强。农民因病致贫、因病返贫的现象依然存在，在一定程度上影响了农村经济的发展。党的十六大报告指出，我国城乡二元经济结构还没有改变，地区差距扩大的趋势尚未扭转，贫困人口还为数不少；并提出，我们要在本世纪头二十年，集中力量，全面建设惠及十几亿人口的更高水平的小康社会，使经济更加发展、民主更加健全、科教更加进步、文化更加繁荣、社会更加和谐、人民生活更加殷实。小康社会的重要标志之一，就是全民健康水平的提高。我国百分之八十的人口在农村，只有农民群众的健康水平提高了，才能进入全面小康社会。

为了提高广大农民的健康水平，科技部政策法规与体制改革司、卫生部科技教育司商定，开展农村卫生科普需求及传播方式研究。自2004年5月科技周以来进行了有代表性的五省区卫生科普调研（以中原地区和少数民族地区的农村、农民、城乡结合部为主）。根据调研的结果，组织专家编写并出版了这套丛书。我相信，这套丛书的出版，一方面会给农民群众带去健康知识和科学的生活理念，从而提高农民群众的防病能力，另一方面会给出版界带来一定的示范效应。我希望有更多的出版社加入到这个行列中来，为农村居民出更多更好的书。

卫生部副部长：

前　言

皮肤病种类繁多，一些常见皮肤病的发病率逐年增加。患者常因皮肤病所带来的瘙痒而影响工作和休息，而且皮肤病发生在身体表面，严重影响美观，即使没有明显症状也给患者带来精神负担，还有一些皮肤病较严重，伴有全身症状。另外，近年来性传播疾病也在农村蔓延，对患者及其家人造成很大影响。

我国有八亿农民，他们居住在远离城市的地方，甚至在偏远地区，经济尚不富裕，医疗资源贫乏，患了皮肤病常常不治疗，一直忍受着疾病的折磨。一些患者在当地没有皮肤病专科的医院看病，常常被误诊、误治。还有一些患者由于文化水平低，容易轻信虚假广告的宣传，不仅白白花掉许多钱，皮肤病还越治越重。

作为皮肤病专科医生，我们在临床工作中看到很多病人，尤其是农民朋友对皮肤病的认识存在误区，而我们的医疗服务只能解决少数有条件来到大医院就诊的患者的问题。为了让更多的农民对皮肤病有所了解，尽可能正确地进行治疗、防护，我们编写了这本书。本书介绍的都是常见的皮肤病，书中一些故事、事例都是我们遇到的病例，具有科学性和真实性，又通俗易懂。

尽管有些皮肤病难以根治，但只要治疗和防护得当，就能够减轻病情，缓解症状，改善患者的生活质量。希望更多的农民朋友能够远离皮肤病带来的痛苦。

编　者

2007 年 4 月

目 录

青春的烦恼——粉刺

小华今年15岁，声音变粗了，胡须也长出了一些，妈妈看见孩子就要长大成男子汉了，心里别提有多高兴了。可是，最近小华的心情不大好，他脸上不停地冒出很多红色的小疙瘩，一碰就疼痛，有时还出血。困扰小华的是青春痘。

青春痘又叫粉刺，是痤疮的俗称，几乎所有的青春期少男少女都会不同程度的发生。青春痘更偏爱男孩子，通常男孩子长的粉刺比女孩子的明显要多，这是因为青春痘的形成与雄性激素的分泌有关。孩子进入青春期后，体内的雄性激素水平增高，刺激皮脂腺发育，使油脂产生增多，这时如果毛囊口阻塞，油脂排不出去，积聚在毛囊内，就容易形成粉刺，合并有细菌感染时就可以形成大的囊肿结节。另外，粉刺的形成还与胃肠道吸收不良、熬夜劳累、精神状态不稳所致的植物神经功能紊乱或维生素 B_1、B_2、B_6，锌等缺乏有关。

由于个人体质的差别，粉刺发病有轻有重，时间也有长有短。轻的仅仅有几个白色的（白头粉刺）或者黑色的（黑头粉刺）小疙瘩，如小米大小，不疼不痒；重的则可以有大的红色疙瘩，如红豆大小，最大的有蚕豆大，很疼痛，洗脸时容易有脓液和血液流出，这就是囊肿性粉刺，治疗不积极的话就会留下瘢痕。常见发病的部位有脸颊、前额、口角、下巴、颈部、后背、前胸等。大多数人过了青春期，痘痘就会自然而然地消退。

朋友们可能会有疑问：既然大多数人等青春期过了，痘痘就会自然消退，那么治疗又有什么用呢？

那是因为粉刺严重地影响到美观，而且对容貌的影响不仅限于发病期，还可能因其留下的瘢痕而终身遗憾，对于孩子的心理发育也可能会有不利影响。很多孩子因为脸上长了几个青春痘变得性格孤僻，自卑。

粉刺患者绝大多数是不会留下明显痕迹的，但也有少数患者由于病情比较严重，又未能及时合理的治疗，或病情虽不算严重但治疗和护理不得法，从而使皮肤机体受到伤害，留下一些后遗症。粉刺最常见的后遗症主要有两种：瘢痕和色素变化（即皮肤颜色永久性改变）。

治疗粉刺的主要目的是：一要改善孩子发病时的美观和疼痛症状；二要避免粉刺留下的瘢痕。粉刺留下的瘢痕又有两种：隆起的增生性瘢痕和凹陷的萎缩性瘢痕，有时两种可以同时存在，混合在一起，多见于囊肿性粉刺、聚合性粉刺、暴发性粉刺等重症型粉刺患者，但是有时较轻的粉刺，如果孩子反复挤压，常常可以导致凹陷性小瘢痕形成，如果不注意卫生也可引起化脓性感染，之后则极有可能遗留较大的瘢痕。当然局部炎症越深，愈后留下的瘢痕也就会更明显。无论是哪种瘢痕，一旦形成都很难治疗，而且一般采用的方法，如磨削方法治疗，效果不大而且治疗过程很是痛苦。

长了粉刺，该怎么治呢?

在注意休息、调整饮食和情绪的基础上可以应用药物治疗。

根据粉刺的类型及轻重程度，治疗的方法

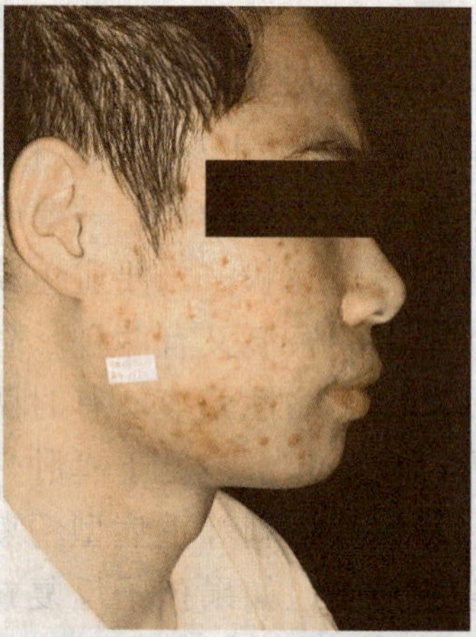

也大不相同。如果仅仅是一些白头或者是黑头，维甲酸类的药膏（如迪维霜，达芙文等）外用于粉刺上就可以取得较好的效果；如果有比较多的大的红色疙瘩，就需要口服较小剂量的抗生素，如红霉素、美满霉素等；如果已经形成瘢痕而且还有新的疙瘩出现，或者有很大的囊肿，就需要口服一些维甲酸类药物了，常用的有维胺酯胶囊，泰尔斯等。当然，粉刺的治疗应该根据不同孩子的具体情况给予最恰当的治疗，这样才能取得很好的效果。最好到正规医院，在医生的指导下进行处理。

（宿　斌）

恼人的“雪花”
——牛皮癣（银屑病）

每年到了冬季，大明特别容易感冒，嗓子疼得说不出话，发烧、流鼻涕不说，更加让他不能忍受的是牛皮癣也会加重。去年邻村那个姑娘就是因为他的皮肤病不愿意结婚的。张大妈为儿子愁得几夜没合眼。

邻居王大婶给她出主意说：“报纸上说了，有一个老中医的偏方特别灵验，而且可以去根！赶紧去那儿治吧！治好了，断了病根，以后再也不用为他的病发愁了，媳妇也好找了。”第二天一大早，张大妈带着儿子按照报纸的地址来到了这家皮肤病疑难病研究所，找到了老中医胡大夫。胡大夫给大明开了20包草药。回家后，大明按照医生说的方法服了药。20天后果然效果神奇，大明的皮肤完全变了个样，原来厚厚的白皮基本上没了，好多皮肤已经恢复正常了，也不痒了，张大妈很是高兴，心想这回小明很快就可以找个好姑娘结婚了。

正当张大妈准备要感谢邻居王大婶的时候，大明的病又复发了。比以前任何一次发病的疹子都多，还发烧，很快全身都变红了，一层层的白皮像下雪一样哗啦哗啦地脱，每天都能从床单上扫几大把。几天的工夫，大明的腿也肿了，还特别怕冷。

张大爷回来，见儿子成了这个样子，提议赶紧去大医院看病。到了省城医院，大夫诊断为银屑病红皮病。由于病情太重，必须住院治疗。大夫分析大明病情加重的原因很可能是中药里加了一些不该使用的西药。

银屑病到底是怎样一种病呢?

银屑病是一种很常见的皮肤病，俗称牛皮癣，病因比较复杂，不易治愈，可谓皮肤病中的一大顽疾。另外，中医也把神经性皮炎、慢性湿疹叫牛皮癣。其实，银屑病并不是癣。癣是皮肤感染霉菌后引起的一种疾病，主要侵犯皮肤、毛发和指（趾）甲，有一定的传染性。

而“牛皮癣”一词，虽然和“头癣”、“手癣”等一样也有一个“癣”字，但它却不是癣，也不传染。目前较常使用的癣药有达克宁、美克、克霉唑、酮康唑等，它们不能治疗银屑病。

西医一般将银屑病分成4型：寻常型、脓疱型、关节病型和红皮型。①寻常型最常见，发红的片，可大可小，上面有干燥的多层银白色鳞屑，像蜡烛滴在皮肤上一样。头皮和四肢最为好发。用力刮除鳞屑后可以露出一层淡红色发亮的膜，再使劲刮可见点状出血现象。皮损可形成各种形态，有点滴状、钱币状、地图状。本病病程长，可持续几年至几十年，期间病情可反复发作；②脓疱型银屑病，顾名思义就是说红片上出现脓疱，黄白色，针尖至小米大小，自觉瘙痒或疼痛，常常伴有发高烧的症状；③关节型银屑病，表现为关节，特别手、腕、脚等小关节红肿、疼痛，活动受限及畸形变，不能正常工作，同时也有银屑病的皮疹出现。往往皮疹越重，关节症状越重；④红皮病性银屑病，常由银屑病治疗、用药不当引起，表现为全身皮肤弥漫性红肿，表面覆有大量麸样鳞屑，不断脱落。也常有全身发高烧症状。

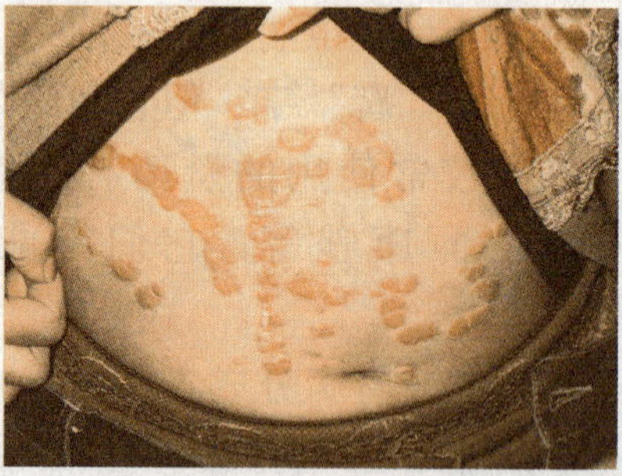

发现自己可能得了银屑病（牛皮癣），一定要及时到正规医院去诊治。街头游医打着“包治”、“根治”的幌子，往往是在中药中掺进一些不适当的药物。这些药物有时刚用的时候效果很好，但停药之后会很快复发并加重病情，使得本来不严重的普通类型银屑病发展为脓疱型或红皮病性银屑病等难治疗的种类。这些药物有：①皮质激素：如地塞米松、强的松等。因此应尽量少用各种激素药膏、药水，如肤轻松、皮炎平、皮康霜、乐肤液、恩肤霜、肤疾宁帖膏等含有激素的外用剂；②免疫抑制剂：如白血宁、氨甲蝶呤等。不正确的治疗会使病情复杂化，这是银屑病易复发、难治的重要因素。因此，银屑病患者不要轻信一些庸医的“包治”谎言，不要看到相关广告就信以为真，花好多冤枉钱不说，还可能把身体弄垮；应该到正规医院进行系统治疗，这样才能有效控制病情。

如何预防银屑病复发呢?

可以总结为“心情开朗不烦愁，控制吸烟及酗酒，增强体质是根本，江湖医生莫去求”。

- 若发生扁桃体炎、咽炎、上呼吸道感染，应积极治疗。
- 避免各种强烈的物理、化学刺激，如染发、文身等。
- 要接受正规治疗，不要滥用药物。
- 饮食要合理，不挑食、不偏食，可多食豆类、粗粮、新鲜蔬菜、水果。
- 忌烟，忌酒。
- 可以经常洗浴，但要注意水温不要太热，不要使用刺激性大的碱性皂、洗衣粉，每天洗澡也不必都使用香皂。

（宿　斌）

是谁亲红了我的皮肤
——接触性皮炎

老王是一个正儿八经的中国式农民，从祖上好多代就是了。记不清多少个风里雨里，记不清多少个日日夜夜，老王常常是朝出晚归，乡亲们常说老王是一条铁汉子。

可能是年龄渐渐大了，可能是接触水和寒气太久了，也可能是太劳累了，这些天来老王总觉得腿部关节有点疼，开始没在意，还是照样在农田里忙着，可后来似乎越来越重了。

老王凭自己多年的“经验”，认为自己是得了“关节炎”，于是，他也没到诊所去，就自己去药店买了几张“虎皮伤湿止痛膏”，贴了上去，开始感觉好像疼痛好了不少，可不到一天，贴的地方就开始痒了起来，他先是隔着膏药挠，可是不管用，而且越来越痒。最后，他把膏药撕了下来，发现腿部在贴膏药的地方有一块和膏药形状大小一样的红斑，流着水，上面还有些许的水疱。

不会是膏药把体内的毒都给拔出来的吧，可为什么会这么痒，还有水疱呢？老王这下不敢耽误了。于是，他去了医院。医生告诉他，这是接触性皮炎，就是用膏药引起的，问题不大，但以后得注意不能再用这样的膏药了。然后医生给他开了点抗过敏的口服药和缓解症状的外用药，老王用了药，不到一周，皮肤就恢复了正常。

经历这一遭，老王的“经验”就更丰富了，有了病最好是去看医生，他主动到医院对关节的疼痛进行了治疗，也好转不少。

什么是接触性皮炎呢?

“接触性皮炎”是指皮肤或粘膜接触外界某些物质后，在接触部位发生的一种急性或慢性皮肤炎症反应，表现为红斑、丘疹、水肿、水疱，甚至大疱。医学上将接触性皮炎分为原发刺激性和变态反应性两种。①原发性刺激性接触性皮炎，可出现在任何年龄的任何人。这种患者在接触了强酸或强碱等强刺激性物质后，会在很短时间内发病，出现临床症状；如果接触了弱的刺激性物质，会出现慢性症状；②变态反应性接触性皮炎，仅在少数人中发生。当这种患者接触到可引起症状的物质后，会在极短的时间内发病。临床上就诊的绝大多数是变态反应性接触性皮炎患者。

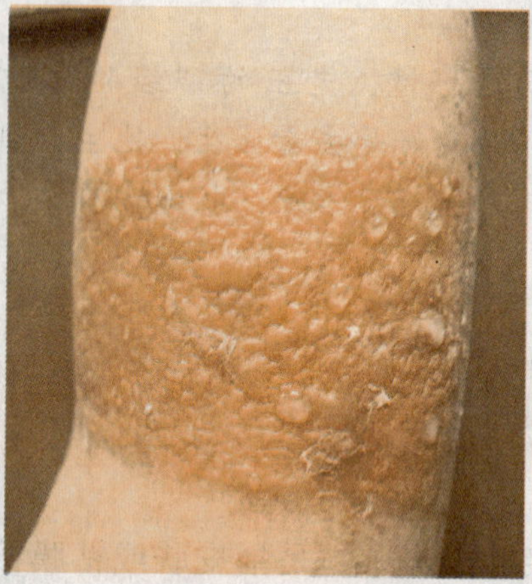

引起接触性皮炎的常见原因有：

化学性物质：如金属及其制品（镍、铬及其制品）、日常生活用品（肥皂、香皂、洗衣粉、皮革）、塑料及其制品、化妆品（化妆油、染发水、洗发香波)、外用药物(汞剂、磺胺剂、抗生素软膏、清凉油)及化工原料(汽油、煤油、机油、柴油、油漆、各种染料)等。

植物性物质：如漆树、荨麻、除虫菊、银杏、补骨脂、猫眼草等。

动物性物质：如斑蝥、毛虫、动物毒素等。

接触性皮炎仅在接触部位及其附近发病，一般来说皮肤损害的边界比较清楚，常因接触物不同而有不同形态，例如对表带过敏者，往往表现为腕部皮肤的环形损害。发病处可以出现红斑、丘疹、丘疱疹等，多伴有明显的瘙痒感。患者常常因不能自主控制而不断搔抓，从而在患病部位出现明显的抓痕，甚至糜烂，而有体液渗出。

病症轻者，除去病因，给予适当治疗，经1~2周即可痊愈。再次接触致敏原可再次发作；如不能及时去除致敏原或治疗不当可发展为亚急性或慢性炎症，导致局部呈苔癣样病变，伴有长期瘙痒，病情迁延不愈。

该如何预防接触性皮炎呢？如果发生了，又该怎么办呢？

首先是寻找致敏的原因，可能是膏药，可能是染发水，也可能是机油等。在去除这些原因后，到医院进行适当治疗，一般都能很快痊愈。

尽量避免接触已知的过敏原。如曾接触某种东西发生过敏了，以后就应尽量避免再接触；不宜直接接触任何高浓度的药品和化学物质（包括各种农药等），慎用容易引起过敏的外用药等。

发病期间尽量少吃辛辣、油炸食物，以及易引起过敏的食物，如酒、海鲜等。平时饮食要清淡，多吃新鲜蔬菜或水果。

发生了接触性皮炎时，应立即用大量的清水冲洗掉接触物。发病期间要避免搔抓、肥皂水洗或热水烫洗，不能使用可能产生刺激的药物，以利于皮肤的及早康复。

（陈金波）

都是激素惹的祸
——激素依赖性皮炎

它，曾经给了她“完美”的肌肤；它，曾经是她心目中万能的神药……每当晓雪的皮肤出现什么问题，她用激素药膏总能恢复如初的光洁，可晓雪不曾料到，在与激素长期亲密接触，在经历了初期红斑变淡了的短暂喜悦后，噩梦开始降临了。

第一次使用激素药膏已是几年前的事了。晓雪到田地干农活，在密密麻麻的农作物中穿梭忙碌，回来后突然发现脸上长了红红的东西，还有点痒！于是她到街上的诊所买了一支“皮康王”涂在起红点的地方，不到两天，红疙瘩便消失得无影无踪。也许，就是从那时起，这种激素药膏便深深地印在了晓雪的心中。后来一有类似的情况，晓雪就用这种药膏，每次都能见到近乎神奇的效果。

后来有一次，吃了过多的鱼虾之后，晓雪

的脸上出现了明显的红肿。她再次用了“皮康王”，很快就恢复了。但是停药后没过多久，同样的情况又出现了。晓雪又一次用了这种药膏，还是用药时皮疹暂时消失，停用后又迅速出现。然后是再用药膏，再起红疙瘩……晓雪心中“万能神药”的地位渐渐动摇了。

没过多久，她明显地看到了脸上的红血丝，皮肤颜色也变得晦暗无光，30 多岁的晓雪看起来一下似乎苍老了许多。她尝试不用这种药膏，可停用药膏之后不久，皮肤就又红又痒，很难受。晓雪试了很多方法都无法摆脱这个药膏，似乎已经“上瘾”了。

“早知如此，当初真不该用这药！”晓雪心中充满了懊悔。可懊悔并不能解决任何问题，晓雪抱着一丝希望到了医院。医生详细讯问了她的用药经过，并给她做了仔细的检查后，确认是长期外用激素导致了激素依赖性皮炎。之后，医生给晓雪开了一些非激素外用药及口服抗过敏药。两三个月过去了，晓雪终于完全摆脱了激素药膏，脸上的红血丝也越来越少了。她又看到了美丽的希望！

很多人都可能遇到晓雪这样的烦恼。因为

作为皮肤科最常用的外用药，肤轻松、皮炎平、皮康王等皮质激素软膏在市面上很常见。它们使用方便，价格低廉，对各种皮炎、湿疹均有明显效果，外用后能减轻充血和水肿，使瘙痒的程度和某些皮肤损害的炎性反应暂时得以缓解和消退。人们往往被这一假象所蒙蔽，又对激素应用范围和不良反应缺乏了解，加之广告宣传的误导，而把这些药看作治疗皮肤病的万能药，稍有不适就找来，也不看使用说明就自行外涂。久之，就像吸大烟一样，皮肤对激素产生了依赖性，不抹就出现脱屑、瘙痒难忍等症状；而继续抹，又会出现更多、更严重的副作用。还有少数人用这类药品代替护肤霜搽抹面部，长期在正常的面部使用，初用时感觉良好，时间一长便会产生依赖性皮炎。一些不正规医院的所谓“名医”为了追求速效，也会给患者使用含有激素的外用药。此外，不少渴求美容护肤的消费者，在长期应用所谓“特效嫩肤、美白”的化妆品（含有激素）后产生依赖，导致激素依赖性皮炎。

什么是激素依赖性皮炎呢？简单地说，就是因为长期不当的外用激素引起的皮炎。特点为同一部位外用高效皮质激素 3 周以上，皮肤出现红斑、丘疹、干燥脱屑、皮肤变薄，可看见血丝、青春痘样改变。一般应用激素药物后，原发病病情虽可得到迅速改善，一旦停药，1～2日内，用药部位皮肤又会发生显著红肿和瘙痒等症状。当再用该药，上述不适会很快减退，如再停用，皮炎症状又迅速再次发作，而且逐渐加重，对激素的依赖性较为明显，尤其以面部多见。

所以，面部皮肤病，一定要慎用激素类外用药！不是说绝对不能用，而是要根据皮肤病的情况，能不用则不用；必须用时，也一定要用比较温和的种类，避免使用强效的激素类外用药，如肤轻松、皮炎平、皮康王等，并且一定要病愈则止，避免长期、大量使用。这样，才能够防止严重副作用的出现。如果已经出现了因滥用激素而造成的副作用，应迅速停药！

温馨提示：

一旦被诊断为激素依赖性皮炎，应立即下决心停用一切含有激素的药物或者疑似含有激素的药物（如某些“速效祛斑”产品、“特效癣药秘方”等等）。停用激素类外用药后，会出现类似吸毒者停止吸毒时出现的“戒断症状”，局部皮疹会迅速增多、加重，且瘙痒难忍，有人形象地称之为“反跳现象”，这时无论用什么不含激素的药物，症状都不会迅速得到缓解，并且还有可能因为涂抹外用药，使皮疹进一步增多（此种增多是假象，是治疗起作用的一种表现）。这时候，是考验患者意志的关键时期，如果想彻底摆脱激素类药物的纠缠，一定要挺过去！挺过去海阔天空，挺不过去水尽山穷。

外用药在激素依赖性皮炎的治疗中具有举足轻重的作用。合适的治疗激素依赖性皮炎的外用药物应符合如下标准：①绝对不含有激素；②药物不仅对皮炎有作用，而且还具有营养、保护皮肤的作用；③药膏的基质要温和，无强烈刺激性，对皮肤无不良影响。

内服药可以抗过敏、止痒、抗皮炎，也是治疗激素依赖性皮炎必不可少的。

注意饮食，忌辛辣刺激性饮食，应多

食蔬菜水果，多饮水。

中医中药治疗。可以做中药面膜皮肤护理，好的面膜不仅可以加快本病的治愈时间，而且还可以改善肤质。

预防激素依赖性皮炎的惟一途径是不要擅自用药，而应该在专科医生的指导下使用。激素类药物只能短期使用，病情好转时不要骤然停药。正确的方法是慢慢减量，逐渐停药。

（陈金波）

夜幕下的“杀手”——疥疮

夜深人静，村里的人们大都进入了梦乡。但太山在暖和的被窝里，却因指缝、手腕奇痒而难以入睡。开了灯仔细看看，还发现手指缝中有些粉红色的小点，用指甲用力一抠还有水流出来。到底什么原因呢？是吃错了什么东西，还是接触了农药什么的化学品……边想边挠，边挠边想，直到白天的劳累终于让他昏昏睡去，还是没有一个结果。

再后来，他的妻子、孩子身上都开始痒起来，到底是什么原因呢？他们首先想到的是农村环境不好，卫生条件差。于是他们拆掉被子，把洗净后的被单和衣服用开水消毒。幸好那个冬天阳光特别充足，他们可以每天把被褥拿到太阳下晒。天天用大锅烧水洗澡。洗后倍感舒服，可没过多久又奇痒无比。手上又生出了许多红红的小水泡，用手一抠还出好多好多的水。只有把手放入热水里烫，才有片刻的安宁。有时，恨不得锯掉这双烦人的手。

问周围的一些老人，说可能是生活太差，皮肤缺少营养，叫他们试试土方法：用 1 斤猪油加 1 斤糖熬成汤，一口气喝干，皮肤得到滋养后一定会好。也是急病乱投医，一心只想着快快好起来，人家说什么都相信。太山去老远的镇上买来猪油，加入相应比例的白糖，熬制成一大锅油汤。虽然一口气喝下这么多甜油，实在有些犯难，一想到能治病，他们还是硬着头皮灌了下去。弄得好几天都不舒服。更可气的是，人折腾得半死，非但没有治好病，反倒使病情加重了，身上痒得更加厉害了。

白日里繁重的劳动还可分散一些注意力，到夜晚可就够他们受了，身体各部位都像接受了命令般，一齐痒痒起来，一双手左右开弓也忙不过来。你抠上，下痒，你抠前，后痒。一家三口睡在在一个房间，孩子闹得厉害，大人更是无法入睡。再后来，孩子闹累了，睡着了，四周静悄悄的，只有房间里不时的传来一阵阵挠痒痒声，半夜里听这声音就像是在鼓皮上胡抓一般，听得心里怦怦直跳。不断抠呀抠呀，身上的抓痕也是一道又一道。

实在没有办法了，太山带着孩子一起到镇上的医院去瞧病。检查后，医生告诉他们是疥疮。病因找到了，治疗起来也就简单了，每人一大盒硫黄软膏还没有擦完，疥疮就全好了。

到底是什么原因让太山家里人都得上这个病呢？

人和家养的一些动物便是散播这些杀手的基地。

疥疮是疥虫引起的接触传染性皮肤病，传染性极强，可在家庭或集体宿舍中相互传染。此外，它还可以通过性传播，尤其在青年男女性乱者中。疥虫的生命力极强，离开人体还能存活 2～10 天，因而若与患疥疮的病人握手，或者同床而眠，或者接触病人穿过的衣服和用过的东西，都可能会受到感染。许多哺乳动物，如狗、猫、猪、牛、羊等，也有疥虫寄生，并能传染给人。除农牧民应注意外，城镇越来越多的养宠物者更应倍加小心。若有上述接触史，一旦出现了夜间指缝、手腕部位瘙痒，很可能是染上了疥疮，应引起警惕。

疥虫就是那夜幕下的杀手，扰乱了夜的寂静，心的平静。

疥虫一般肉眼不易见到。别看它个头不大，貌不惊人，却非常狡猾，常常是夜行昼伏，欺软怕硬，喜欢藏在人体细薄而柔嫩的皮肤上。疥虫的习性像老鼠，擅长在皮内挖地道。它在白天老老实实，基本静止不动，故较少引起瘙痒；可到了夜间，在暖和的被窝里，它频繁活动，人便会感觉瘙痒。引起痒的原因是疥虫侵入皮肤后，在皮内掘隧道时的机械性刺激，以及其新陈代谢产物造成的过敏反应。既然痒，就免不了要抓，可越抓越痒，越痒越抓，令人无法自制。到最后，疥疮患者在阴部，特别是男性的阴囊常可见黄豆大小的结节，瘙痒剧烈。谚语云："疥是一条龙，先从手缝行，围腰转三圈，阴部扎大营"。这十分形象地描述了疥疮的一般特征。"疥是一条龙"是说疥疮的症状是泛发的，不是集中在某处，同时也说明了疥疮有发展性，常常痒无定处，如龙穿行；"先从手缝行"是说手缝是最好发的部位；"围腰转三圈"是说腰部常常是主要的发病部位；"阴部扎大营"是说疥疮最后在阴部出现疥疮结节。

得了疥疮，该怎么办呢?

对疥疮的治疗，主要是涂搽杀虫止痒药物。最常用的药物是硫黄软膏。药物虽然简单，但治疗起来却也不是那么容易，常常有人按医生给的药治了好多次，却总是好不了，问题在哪呢?

- 用药前可先洗个温水澡，将患部洗干净后再搽药。
- 搽药时，除头面部外，一定要全身涂搽，涂搽不到的地方，就很可能成为疥虫躲避的基地，使其能发起新一轮繁殖与进攻。尤其要注意涂搽两手、两腋、乳房下方、外生殖器等处。每日早晚各1次，连用3天。
- 用药的3天内不能洗澡换衣，到第4天用肥皂洗澡，同时更换、烫洗穿过的衣服和被褥、枕套。
- 如果需要的话，在停药2~3天后，可再搽药1个疗程。
- 得了疥疮，应注意与他人隔离，防止传染。若发现同住或相接触的人也有生疥疮的，应同时治疗，否则疥疮不易根除。

要避免过度的搔抓，要及时剪指甲，以防通过搔抓感染脓疥。

如一种药物疗效不理想，要及时向大夫说明。

如何预防疥疮呢？

虽然这些夜幕中的杀手真正威胁并不大，但若不能很好地预防，也会常常出现太山一样的烦恼。其实，只要做到以下几点，便能很轻松地击溃这些黑暗杀手。

注意个人卫生，对被污染的衣服、被褥、床单等要用开水烫洗灭虫，如不能烫洗，一定要放置于阳光下曝晒 1 周以上再用。

不与病人同居、握手，衣服不和病人的放一起。

外出住店要勤洗澡，注意换床单。

杜绝不洁性交。

（陈金波）

屋漏偏逢连夜雨
——神经性皮炎

这是一个宁静的小村，有一条河流静静的从村外流过，周围的小山坡像天上掉下的一堆馒头，凌乱地散落在人间的土地上，虽然是在丘陵地区但不管怎么说也算得上是依水傍山了。

每年到夏季插水稻的时候，用水量非常大，用水时间也非常集中，村里用完池塘蓄的水就得从河里抽水灌溉。因为抽一次水有很多事情要做，如沿途看管渠道，防止渠道漫溢溃堤，水到村里之后还得考虑如何分配灌溉，作为村长的明海，自然少不了要操心，加上他本身性子也有点急，碰上有些村民出工不是很积极，他常常急得不自主的去挠脖子，然后还得挨家挨户去做工作。

最后，水是灌好了，可明海却养成了不断挠脖子的习惯，不是他想去挠，而是不挠他会觉得有一阵一阵的瘙痒，挠的时候能止痒，可是停一会之后又会再痒，有时候他用衣领蹭一蹭也能止痒。由于这样不断搔抓及摩擦，颈部的皮肤逐渐出现了红疙瘩，他没怎么在意，可再后来，这些红疙瘩逐渐增多，在胳膊肘上也出来了一样的红疙瘩，而且还逐渐融合成片，皮肤也变得厚起来，摸在上面的感觉和摸在他家养的水牛背上的感觉差不多。

他到了医院，医生告诉他这是“神经性皮炎”，要想治好，首先得管住他的手不要老是去挠，还得注意休息，在精神上放松，同时，医生还给他给了一些口服及外用药。回去之后，他按照医生的指导进行治疗，这些红疙瘩渐渐退了下去。明海心中纳闷儿：这病咋这么怪，越是在我忙的时候越要来烦我呢？——正是应了那句话，“屋漏偏逢连夜雨，船迟又遇打头风”啊。

什么是神经性皮炎?

皮肤又被看作是健康的一面镜子，它不单单有自己的颜色、光泽、弹性，同时还反映出我们身体各个系统的健康状况，皮肤的疾病更被认为是人体健康的一个晴雨表。当人面对一些压力而紧张时，就可以在皮肤上表现出来。

而“神经性皮炎”就是一种跟精神压力有着密切关系的皮肤疾病。是一种以皮肤苔藓样变及剧烈瘙痒为特征的慢性炎症性疾病，一般认为本病的发生可能是大脑皮质抑制和兴奋功能紊乱所致，精神紧张、焦虑、抑郁，局部刺激（如摩擦、日晒、多汗）以及消化不良、饮酒、进食辛辣等均可诱发或加重本病。从这个病的一些伴发症状（如头晕、失眠、多梦、或者心情不太愉快、烦躁、焦虑等）可以看出来，它和精神压力有关系。它不是城市人群的专利，因为在农村人们同样有各种各样的事情要操心，也会承受不小的压力，自然神经性皮炎也会光临。

它的好发部位包括脖子、上眼皮，以及手腕、小腿、胳膊肘、耳后、耳前、耳廓，及前臂（就是我们所说的小胳膊外侧的部位）。当然也可能全身都出现症状，叫泛发性神经性皮炎，但更多见的仍然是局限性的。它的表现就像一块苔藓，周围还可见到一些小红点。这个病如果发生在脖子周围，因为突起的疹子很痒，不注意的话，患者会情不自禁地用手去抓它，疹子就会越来越大，使得这部分皮肤就变得很厚，中医称其为“摄领疮”。

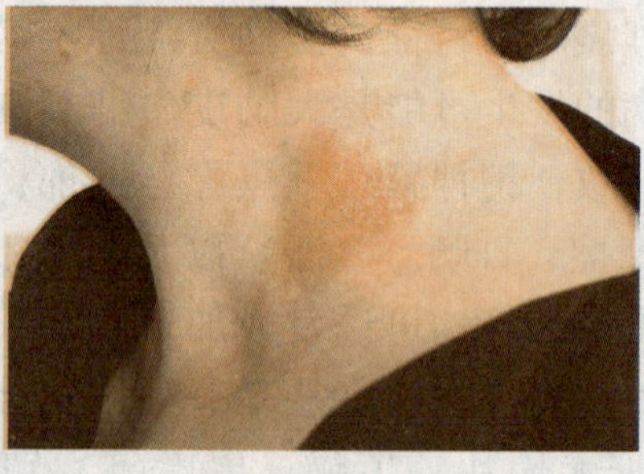

当然，除了像例子中提到的明海因为紧张而出现这个病之外，有的时候一些内脏疾病或其他全身性疾病也可能伴发神经性皮炎的表现。如长时间的神经衰弱，长时间消化

系统功能紊乱，或者其他一些慢性病、炎症性的疾病，时间长了以后，可能出现一些神经性皮炎的表现。此外，如日光照射、搔抓、摩擦或出汗多也会诱发神经性皮炎的复发及加重。

温馨提示：

神经性皮炎是一种与精神因素密切相关的疾病，去除不良精神刺激至关重要。所以，应解除精神紧张、焦虑情绪，生活应规律化，注意劳逸结合。

饮食应清淡，忌食各种辛辣刺激性饮食如酒、浓茶及辛辣食物。

避免局部刺激（如搔抓、衣领的摩擦、热水烫洗等）是控制瘙痒、防止复发的关键。

注意以上几点，再配合适当的治疗，神经性皮炎是可以治愈的。

（陈金波）

生命无法承受之痒
——皮炎湿疹

“芬芳的花草，清新的空气，对于大多数人来说，也许再平常不过，而对于我来说却是可望而不可及的奢侈。痒，变成了生命中最普遍的感觉，美丽的身体，却包裹在难堪的肌肤之下，一次又一次的发作，几乎让我感到绝望。我与那些同样不幸的22% 的人们，难道只能终生游荡在那些危机四伏的水域，而改变这一切，就是我的最终梦想，但也许，不只是个梦想……”

——晨林语录

晨林，25 岁，上完大专后便回家在县城找了个很不错的工作，而她的未婚夫对她的体贴入微更是让她觉得幸福。而今，他们小两口正在筹备着他们的新房，打算在不久的将来操办婚事。

这天，晨林和未婚夫一起来到他们的新房。推开门，室内的装修工正忙碌着手头的工作，有的锯着木板，锯齿下散射出很多的粉末；有的在粉刷着墙壁，新刷的墙壁散发着阵阵油漆味；房间里，工人忙着装修来回走动，带起许多灰尘……晨林看到房子按照心中的勾画，已有了雏形，心头的喜悦让她完全忽略了空气中和她密切接触的灰尘、粉末、油漆味。

又一天下班后，晨林再次来到正在装修的房子看进展如何，她又一次和空气中的灰尘、粉末、油漆有了亲密接触。晨林开始觉得胳膊、脖子有些痒，当时她未在意，可回去后她依然感到瘙痒难耐，并且脖子和两个胳膊都红了，一片一片的，还有一些小红点，无论是用热水冲还是用冷水冲，讨厌的瘙痒依然挥之不去。最后，她到家旁的小药店买了一盒“皮炎平”。刚涂上时感觉好点，可之后又是止不住的痒，而且几天后开始有水疱往外流水，痒更是厉害，常常被自己抓得血迹斑斑，她晚上睡不好觉，白天上班也没有精神。

未婚夫看了也觉得心疼，还当是她为婚事

操劳所致，让她好好在家休息。可她知道，再过几天婚期就到了，她不能再拖下去了，于是，她在未婚夫的陪伴下来到了附近的诊所。接待她的是一位很有经验的老医生。老医生仔细问了她的情况后又看了看她的皮肤，给她诊断为“湿疹”，并告诉她可能是由于房子装修产生的粉尘及使用的油漆所引起的，随后给她开了些口服药和外用药，几天后，瘙痒、红斑、水疱就开始逐渐消退，晨林感到有一种如释重负的轻松。

夜间晨林也终于能安稳的入睡了，幸福的微笑挂在她的嘴角，也许，香甜的梦境里，她和未婚夫的婚礼正如期举行……

什么是湿疹?

其实，晨林所患的“湿疹”在人群中非常常见。为何称为“湿疹”呢？关键在于它有以下几个特点：一个是有渗出的倾向，皮肤容易流“水”；二是瘙痒；三是反复发作连绵不断，就像南方的黄梅季节老是湿乎乎的，而且持续时间较长。因此湿疹成为了一个慢性的、反复发作的、困扰广大人群的皮肤病。而它跟“皮炎”并没有严格的界限，“有流水”的就叫湿疹，“不流水”的就叫皮炎。

湿疹的表现是多种多样的，可以是泛泛的，也可以是局部性的，一开始是红斑，或者出现一个芝麻粒大的红点，湿疹急性期往往会流水，而且痒得很厉害。如果湿疹反复发作，到了慢性阶段，皮肤就会肥厚，流水则不明显。而且它的分布是每个人都不一样的，有的人在头面部，有的人在躯干部，严重的时候可遍布全身。

诱发湿疹的原因非常复杂，有很多人无法明确找出引起湿疹的原因。总的来说，是由于内因、外因共同作用所引起的皮肤病。比如一些化妆品、装饰品，有人对化妆品里面的材料过敏而引起皮炎；又比如手表、耳环、项链，可能会含有“镍”的成分，而有一些人对镍过敏就引起了皮炎。有些人吃一些海鲜的时候，也会出现湿疹。还有环境因素，现在家庭装修有很多的化学物品，有人一遇到这种物质就过敏了；北方春天花很多，有人对花粉过敏，一到春秋皮炎就犯了，有人还会出现哮喘、鼻炎，这些都是特应性皮炎或者特应性湿疹的表现。

也许，沉浸在喜悦中的晨林还不曾想到，虽然这次她的皮肤病治愈了，可在以后还是可能随时复发的。湿疹反复发作的原因很复杂，医学上没有完全研究清楚。今天吃海鲜过敏了，明天接触某个东西过敏了，到底湿疹能不能根治？得了湿疹应该怎么样治疗呢？

其实，湿疹并不可怕，得了湿疹之后可以从以下几方面来进行治疗。

第一是预防为主，尽量寻找过敏原。有的时候过敏原很难找，总也查不清楚，因为人接触的东西太多。一般来说，病从口入，自己记录一下，发病前三天吃了什么东西，假如几次都是因为吃某个东西皮疹加重，以后就记住不要吃了。另外要注意环境因素，有很多花的地方就不要去了，花粉季节出门要戴上口罩。还有对眼睛框过敏，对裤腰带的装饰品过敏，这些也比较多见都应该避免。因为使用某种化妆品后开始觉得痒痒的，一般就说明对化妆品里面的成分过敏，就不要用这种化妆品了。若找不到原因，自己就要在生活中尽量避免一些过敏因素。

第二是痒的时候不要去抓。患了湿疹会很痒，痒的时候人们往往会去抓。实际上皮炎越抓越痒，越痒越抓，会形成一个恶性循环。

第三是要去正规医院看医生。得了皮疹，可以吃一些抗过敏的药物，如扑尔敏等，或用医生开的外用药。此外，湿疹病人皮肤比较粗糙，水分容易跑掉，皮肤很干，皮肤一干就容易痒，如果天天洗澡，又不正确地选用了碱性大的肥皂，洗后就会更痒。因此要注意皮肤保湿，特别是在洗完澡之后抹一些润肤液，以保持皮肤润泽。这样可以保持皮肤表面的完整，使外界因素不太容易造成刺激。

目前治疗湿疹最有效的外用药物为激素药膏。激素类药有 20 多种，而且其作用有强弱之分。一般不要一开始用最强的，而且作用强的药不适合长期使用，长期使用有副作用，如出现多毛症，皮肤感染，及其他不良反应。假如长期用于脸上，容易造成毛细血管扩张，脸上就跟酒渣鼻一样，容易发红，一离开这个药就很难受，就像上了瘾摆脱不了，脸越抹越红，恶性循环，而且容易引起皮肤萎缩。

因此在用激素时应注意一定要连续使用，不要超过两周，两周之后停一下。另外，不能在脸上用强效激素，应选择弱效激素。

掌握了上面这些原则，相信皮炎湿疹不会再给您带来无尽的烦恼。痒，不再是生命无法承受。痒，亦可以被征服。

（陈金波）

蚊虫叮咬下的烦恼——痒疹

小文是一个幸福的女人，丈夫在外打工，这几年也挣了不少钱，在村里盖起了他们的新房。每当夏季到来时，周围是郁郁葱葱的一片绿海，还能呼吸到夹杂着泥土味的清新空气，她都有一种满足感。

但是，丛林多了，在炎热的夏季，也会为小文招来许多的烦恼，因为密集的丛林也是众多蚊虫的栖身之所。去年夏天，她在家附近走过时，小腿就被蚊子叮咬了，然后她就用手去搔抓挠痒，谁想，一个月过去了，包不但没好，反而越来越大、越来越多。她去医院检查，医生诊断为结节性痒疹。这半年多来，为了治病，小文中医、西医看了不少，吃的、贴的、擦的药也试了不少，就是不见好。而且现在她的大腿、胳膊处也长了类似的包。眼看天气越来越热，又一个夏天快要到来，想到自己身上这些又痒又不美观的痒疹，想着还穿不了裙子，小文就觉得烦恼。

什么是痒疹?

痒疹是一组急性或慢性炎症性皮肤病的总称。小文所患的“结节性痒疹”，是众多痒疹中的一种。常见于胳膊腿伸侧，表现为剧烈的瘙痒。皮肤损害多是孤立的丘疹或结节，小的可为绿豆大红点，大的就像一个个粗糙的黄豆，愈后可以一块一块的发黑，有时数月或数年不愈。痒疹有不同的命名，没有一致的分类方法，根据临床表现不同，可分为小儿痒疹、寻常痒疹、结节性痒疹、妊娠痒疹和夏季痒疹等。

本病的原因目前还不明了，大多认为可能与过敏反应有关，有的病人有家族过敏史，或出现慢性痒疹之前有过荨麻疹等过敏反应。由于部分女性患者的痒疹在妊娠、分娩后自愈，所以有人认为本病可能与体内激素变化有关。另外，营养不良、气候变化、卫生条件不好等亦容易患此病，条件改善后会自行痊愈。而在合并一些内科疾病，如贫血、肠道寄生虫、胃肠疾病、精神紧张时都会诱发此病。

结节性痒疹是一种皮肤病，临床上以伴有剧痒的疣状结节为主要特征。病因尚不明确，可能与昆虫叮咬、胃肠功能紊乱及内分泌障碍有关，多见于成年女性，皮肤损害好发于四肢，也可见于腰臀部，最多见于小腿伸侧。皮损初起为淡红色丘疹，以后演变为黄豆至蚕豆大小的半球形坚实结节，表面粗糙呈疣状，为红褐色或灰褐色，可有抓痕及血痂，皮损数目不定，孤立存在。病程慢，常年不愈，自觉剧痒。

痒疹在农村并不少见。此病非常顽固，不仅对身体造成伤害，而且对精神也是一种折磨。但目前没有理想的方法治疗，尤其是根治有一定困难。

如何治疗和预防痒疹呢?

最有效的方法是寻找和消除致病因素，在日常生活中，要注意防止虫咬。

要注意改善饮食状态，纠正胃肠道的功能紊乱。

消除体内感染病灶，积极治疗体内疾病。注意改善营养及卫生状态。

避免经常、反复搔抓及刺激。

（陈金波）

神秘的来客——荨麻疹

七月的一天晚上，我突然睡不着觉了，两条腿剧痒无比，当时还以为是对晚上喷的杀虫剂过敏了呢，之前已经多次发生过敏现象，不是药物过敏就是食物过敏。于是乎，我这个久病成医的江湖大夫第二天早上迅速吃了一片名字为“赛庚啶”的抗敏药，当时我手上的关节好几个都又红又肿了，这片药一下去，效果那自是不消说，没过多一会儿我腿上就不痒了，手关节的红肿也消退了。

然而，天有不测风云，事实总不是那么单纯！差不多半个月以后，不幸的事再次找上了我。那天中午，老妈直跟我抱怨说，蚊子只爱她一个人，凭什么我和我爸就不招蚊子呢！我冷静地告诉她：“因为我俩是B型血，蚊子不是特别喜欢这种味道，而你是AB型血——最招蚊子的血型，蚊子最最喜欢这种味道了！”我正说的高兴呢，只听老妈哈哈一笑道：“得了，别说自己不招蚊子待见了，你看你腿上那几个红紫色的包，两条腿都有，看来昨晚没少给蚊子作贡献！”我一呆，低头一看，老天！还真是，什么时候冒出来的，刚才还没有哪，这也太离谱了吧！难道我刚才眼睛花了，没看见这几个不大不小的包？正想着，突然觉得腿开始剧痒，尤其是这几个不速之客，我这个迷惑啊！我四下一看，除了挂在墙上的空调正工作着，没发现有什么不对劲儿的，我隐约感到可能什么东西又使我过敏了。我赶紧把空调关上了，也许是冷气惹的祸。早就听人说总吹空调不好。正想着，我再低头一看，吃惊极了！我使劲揉了揉眼睛：那几个紫红色的包竟然正在全体减小！我真不知道这是什么个原因，皮肤怎么还有这样奇怪的现象啊！没过20分钟，它们全体消失了，我摸了一下它们曾经居住过的地方，什么破损都没有，就是传说中的“来无影去无踪”吗？我坐在沙发上傻呆呆地看着老妈，郁闷地说：“谁能告诉我这是什么毛病!?”，老妈也一脸茫然地看着我，满脸都是问号？

从此以后，这些神秘之客时不时就来访一下，只要是我一享受冷气或者突然接触冷水之类，它们就像听了口哨一样，迅速向我报道！

接下来，我就惨了，没完没了的痒，终于我举白旗投降了，我走进了医院。接待我的是位年轻的女医生，听完我的一番叙述后，很平静地告诉我：“这是荨麻疹，比较常见的过敏现象，吃这个药就可以了！”我问道：“会好吗？这药什么时候吃呀？”“这个嘛，我也说不好，过敏比较难说的！犯的时候吃！”医生看着我答道。我点了点头，心想应该不是特别难治吧！去取药处拿了我的宝贝药，上面写着用于荨麻疹等各种过敏性疾病，我顿时踏实了不少，心想有了这个药我就不用再怕这些神秘访客了！然而，事情未能随我的心愿，每次病一犯时，吃上它就能迅速止痒，可是没过两天，我就又没完没了的起红色的风团！每次发作时都剧痒无比，想来我一个年轻女孩得上了这么个令人尴尬的病，再加上它本身伴随着局部水肿的现象，真的让我很难招架住，心情可以说是糟透了！烦得我都想哭！疼痛都从来没使我这样抵触过。就这样，我跟它耗了近3个月，屡屡用药控制，这其间病情也算有所好转吧，从最开始的一片药只能保证2天到现在的一片药能抑制4天，应该说这是个可喜的现象！可是它还是不断地扰乱我的生活，我已经受够了。

什么是荨麻疹？

荨麻疹，俗称风疹块，是一种发病率很高的皮肤病，有15%～20%的人在一生中至少发作过一次荨麻疹。荨麻疹，尤其是慢性荨麻疹的病因复杂，大部分的患者找不出原因。

常见的发病原因有以下几种：

食物：以鱼、虾、蟹、蛋类多见，其次是某些肉类和一些植物性食品，如草莓、可可、西红柿、菠萝、咖啡、或大蒜等调味品等。

药物：常见的有青霉素、血清制品、磺胺、痢特灵、阿司匹林等。

感染：包括病毒、细菌、寄生虫等。

物理因素：如冷、热、日光、摩擦及压力等物理性刺激。

动物及植物因素：如昆虫叮咬、或是动物皮屑、羽毛及花粉、荨麻等。

食物是诱发荨麻疹的主要原因，为了治病而忌食一切怀疑有致敏可能的食物，显然不是一个聪明、合理的方法。因此如何确定哪种食物过敏，显得格外重要。

如何确定是哪种食品引起的过敏呢?

食物记录法：把每月所吃食物种类，如米、鸡蛋、虾、鸡肉、黄瓜、西红柿等的食入时间（如月、日、时等），荨麻疹发生时间一一加以记录。一旦有荨麻疹发生，可从记录中找出食物与荨麻疹发生的关系。一般应多注意荨麻疹发生前 12 ~ 24 小时所吃的食物。这种方法虽简单，容易掌握，但较难得出准确结果。

食物排除法：先食用常吃而未发生过敏的食物，即食物中只含米、面、黄豆、土豆、豌豆、胡萝卜、南瓜、西葫芦等极少致敏的东西。饭菜内尽量不要加调味剂及其它有可能引起过敏的成分。连续食用这种清淡食物3周。一般如确为食物过敏，经3周这样的饮食之后，应不再发生皮疹。此时，可开始在上述清淡食物中一个一个地加入可疑食物。每加一种观察5天，看有没有过敏反应发生，如加入一种可疑食物后，出现了荨麻疹或其他过敏性反应，则这种食物的试验结果为阳性，应加以记录。每种可疑食物都要逐个进行试验，因为一个人可能同时对两种或两种以上的食物过敏。经这种方法找出的过敏食物，最好再一次食用和观察，以便进一步确定它是否为真正引起过敏的食物。对通过食物记录法找出的过敏食物，最好也再这样食用和观察一次，以使结果更为可靠。对已确认的引起过敏的食物，以后不能再吃。禁食这种致敏性食物一段时间，有可能控制其过敏反应的发生。

皮肤试验：皮肤试验方法简单，仅是用空针吸入含牛奶、大米、大豆等皮试液，在受试者的上臂处做多个点刺即可观察多种食物的过敏反应。但由于食入的米、粉、豆类等在体内的消化吸收是一个复杂的综合过程，所发生的生理、生化变化，并不能全部反映在皮肤过程中，因此所得出的结果，尽管是阳性，也需进行临床综合分析以最后确定是否为引起过敏的食物。

荨麻疹能被治愈吗?

对于急性荨麻疹，治疗效果非常迅速，也不必去追根究底查出原因，也许这一辈子就发生那么一次。对那些特殊的荨麻疹，各有各的原因，知道原因后，尽量避免那个原因，是最好的治疗。如果实在避免不了，可给予一些药物治疗，也能解除大部分的困难。一般可选用扑尔敏、苯海拉明、赛庚啶、多虑平、开瑞坦、仙特明、皿治林等。

最麻烦的是慢性荨麻疹，许多病人希望能够一下子查出原因，但事实上，查找原因很困难，需要多次试验。如果找不到确切的原因，还是可以用药物控制病情，一般不宜使用皮质类固醇激素，而以抗组胺药物为好，如开瑞坦、仙特明等。

如果患有荨麻疹，无论是急性的还是慢性的，日常生活都应注意以下几方面：

不要抓：一般人对于皮肤痒的直觉反应都是赶紧用手去抓，但你可能不知道，这个动作不但不能止痒，还可能越抓越痒，主要是因为当你对局部抓痒时，反而让局部的温度提高，使血液释放出更多的组织胺（过敏原），从而使情况恶化。

不要热敷：有些人痒时会想用热敷。其实，虽然热可以使局部暂时获得舒缓，但同时它也是另一种刺激，因为热会使血管紧张，释放出更多的过敏原。例如有些人在冬天浸泡在热的温泉或是澡盆中，或是包在厚重的棉被里保暖过度都很有可能引发荨麻疹。

避免吃含有人工添加物的食品：油煎、油炸或是辛辣类的食物较易引发体内的热性反应，应少吃。

多吃含有丰富维生素的新鲜蔬菜水果或是服用维生素 C 与 B。多吃碱性食物如：葡萄、绿茶、海带、蕃茄、芝麻、黄瓜、胡萝卜、香蕉、苹果、橘子、绿豆、薏仁等。

多休息，勿疲累，适度运动。

（葛春艳）

吃药带来的烦恼——药疹

小雪与阿伟刚刚结婚不久。一天晚上小雪突然感觉浑身发冷没有力气，嗓子还很疼。小雪推醒熟睡的阿伟，“阿伟我好像感冒了，浑身都很难受，起来帮我拿点药好吗?”阿伟一听，一骨碌从床上爬起来，从抽屉里拿出两粒“感冒胶囊”和两粒“阿莫西林”然后又倒了一杯温水让她服下。吃过药后，小雪便睡下了。第二天早晨醒来时，小雪感觉好多了，只是嗓子还是有一点疼。她又吃了一次药，草草地吃了点早饭就下地干活去了。吃了5天的药，本来快好起来的病却突然加重了。而且，不经意间，小雪被镜子里的自己吓了一跳：原本漂亮的一张脸，此时红红的，很难看。再往下看，身上也出现了一些小红疙瘩。小雪以为这是发烧烧的，也就没多想，而是继续吃药。这次她感觉病情重了，药也就由原来的2粒加到了4粒。就这样，小雪又吃了两天的药，可身上的小红疙瘩非但没有减少反而更多了，脖子、身上好像是大红布上撒满了红色的小米粒。她急忙叫来阿伟一起去了最近的医院。

接诊的是位老医生，她撩起小雪的衣服看到满身的小红疙瘩，问道："几天了？最近吃过什么药？什么时候出现这种情况的？"小雪说："感冒已经7天了，吃过感冒胶囊和阿莫西林，长红疙瘩2天了，而且很痒。"老医生嗯了一声说："是药物过敏了，以前吃过这两种药吗？""没有，平时很少有病。"小雪答道。阿伟不解的问："过敏了？怎么这么像我们小时候得过的猩红热呢？"

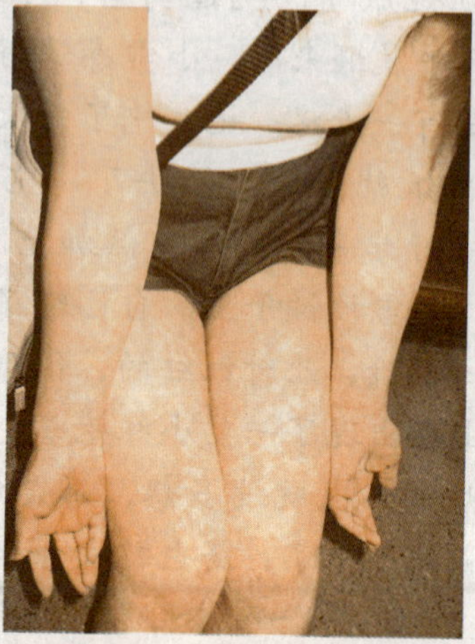

什么是药疹?

药疹的形态是多种多样的，同一药物在不同人身上可发生不同的表现；而同一表现又可由不同的药物引起。一般来说，药疹多在口服或注射药物开始后 7～10 天经过致敏而出现，但如果以前曾接受过同样药物或同类结构的药物治疗，则可于数小时或 1～2 天内迅速出现。像小雪这种就是我们最常见的猩红热型药疹，最常引起该型药疹的药物有：青霉素、阿莫西林、感康、泰诺、白加黑、速效感冒胶囊、泻利停、复方新诺明、别嘌呤醇、卡马西平、硝苯地平、万古霉素等。

此外，阿司匹林、安痛定、胰岛素、西米替丁、六神丸、云南白药、益母膏、羚羊解毒丸、牛黄解毒片、复方柴胡注射液、复方地龙注射液、板蓝根注射液、穿心莲注射液等也可能引起药疹。

药疹有轻有重，轻者停药 2 周后皮疹可完全消退；重者全身中毒症状严重，伴高热和内脏病变，皮肤粘膜出现大片坏死剥脱，如抢救不及时可危及生命。因此防止和及早发现药疹极为重要。发现身上出现疹子时，我们要及时停药，并到医院看病，听取医生的意见。不能像小雪一样自己随便增加药量，导致病情越来越重。

如何防治药疹呢?

生病时应及早就医，明确诊断，遵医嘱用药。自己用药时应尽可能地减少用药品种，用药前仔细阅读说明书，不要乱用药物，减少药物过敏反应的机会。这样即使发生药物过敏也易于确定是哪种药物引起的，以便更换或停用。

到医院就诊时要及时向医生说明自己既往过敏的药物，家庭成员中有患变态反应疾病者（如父母、兄弟姐妹有异位性皮炎、湿疹、荨麻疹等）的要格外说明。

注意用药后的表现，如出现发热、瘙痒、轻度红斑、胸闷、气喘、全身不适等症状，要及早停药，立即就医，不要自己随便增加药量，避免导致严重反应，危及生命。

轻型药疹：皮疹少，无自觉症状者，不必用药，仅停药观察即可。皮疹较多、瘙痒明显者，可给予①抗组胺药：苯海拉明（25 毫克，每日 3 次）、赛庚啶（2～4 毫克，每日 3 次）、扑尔敏（4 毫克，每日 3 次）；②非特异性脱敏药物：10% 葡萄糖酸钙 10 毫升静脉注射，每日 1 次；联用维生素 C 1～3 克，静脉注射；③糖皮质激素：强的松 10 毫克，每日 3 次口服，直至病变停止发展时逐渐减量。

重型药疹：指皮损广泛，伴有全身中毒症状及内脏受累的药疹。此型药疹患者病情严重，易出现严重并发症，病死率较高，必须及时送往医院抢救。

（葛春艳）

腰缠万“痘”
——带状疱疹

陈大妈今年虽然退休了，可是实在不清闲，甚至比上班时还累。原来，退休后，要强的她和好友一块儿开了一间小公司，为了公司能尽快有些起色，她成天在北京各大商场跑来跑去，忙得甚至都顾不上喝水。这几天陈大妈发现胸口和左臂总有一阵阵的刺痛，细心的老伴赶紧把她拉到了医院。医生根据症状怀疑她有心脏病，但做了心电图，查了心肌酶，却都是正常的。医生说心脏病的可能性不大，要她这两天在家好好休息，观察症状变化。可她哪里放得下公司的业务，第二天就固执地跑出去“拼命”了。疼痛的感觉越来越重，可陈大妈忍着痛丝毫没有减少自己的工作强度。然而，一周后的变化着实吓了陈大妈一跳。原来，在洗澡的时候，她发现左侧胸口、左肩部、左上臂出现了一块一块的鲜红色的斑片，上面好多米粒大小的水疱，亮晶晶的，像小珍珠一样。看得陈大妈心里直发毛。老伴赶紧陪着她去看急诊。检查的结果马上就出来了，医生说陈大妈得了“带状疱疹”，胸口和上肢的疼痛也是由它引起的。这回陈大妈老实了，乖乖地呆在家里吃了医生给开的药。2周以后皮疹完全都好了，可疼痛的感觉却一点都没有减轻，甚至会影响到睡眠。陈大妈很奇怪，病好了，为什么还是这么疼？

要搞清这个问题，让我们先来讲讲“带状疱疹”。

什么是带状疱疹？

带状疱疹就是老百姓口中的“缠腰龙”。它是由水痘－带状疱疹病毒感染侵犯神经引起的，表现为单侧、条带状、沿神经纤维分布的皮疹，皮疹主要是以成群的水疱、红斑，并伴有疼痛为特征。此病一般可自愈，病程为2～3周或更长时间。本病好发于夏秋季节，成人多见。

可恶的皮疹和疼痛

春秋季节，天气变化无常，冷热不均，是带状疱疹的好发季节。患者发疹前一般先有轻度发热，疲倦乏力，全身不适，食欲不振以及患部皮肤灼热感等症状。后在一定神经分布区域出现红斑，簇集的粟粒至绿豆大的水疱、血疱或脓疱。疼痛多为阵发性，呈针刺样、烧灼样或者触痛，一般在皮疹缓解后疼痛消失，但如果治疗不及时，或老年患者、体质差、免疫力低下的患者，疼痛可持

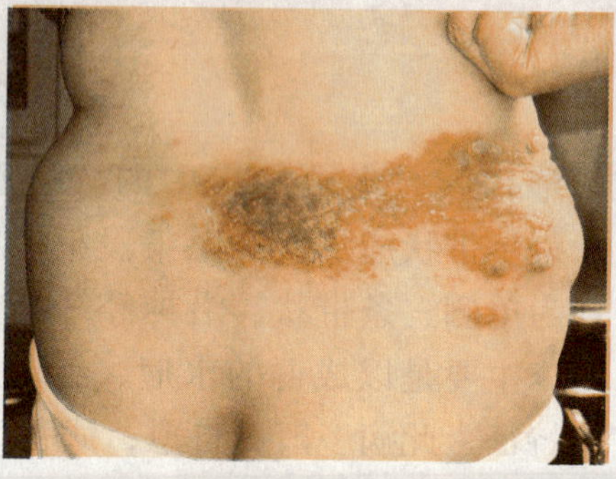

续数月至数年，称为带状疱疹后遗神经痛。我们的陈大妈就是因为过度劳累，发病后没有好好休息、及时治疗而发生了带状疱疹后遗神经痛。

还要注意一些特殊的带状疱疹！

一般在发病后 2～5 日不断有新的皮疹陆续出现，数日后水疱破溃形成糜烂面，渗液结痂。需要注意的是，有些患者，仅出现红斑、丘疹、疼痛，或只有沿神经分布的疼痛感，而不发生典型水疱，称之不全性或顿挫性带状疱疹。此时需与心脏病、胆囊炎、胰腺炎、泌尿系结石等导致身体内部出现疼痛的疾病相鉴别。

此外，恶性肿瘤、免疫力低下或年老体弱的病人，在局部发疹后数日内，皮疹可扩散至全身，伴高热、重度全身不适，病情严重，甚至可致死亡，称之为泛发性带状疱疹。

爱心提示

患者发生了带状疱疹后应尽早就医，越早治疗越容易治愈。有效的治疗包括口服阿昔洛韦等抗病毒药物，外用抗病毒及保护皮肤药物。此外 He－Ne 激光照射、中医中药治疗等对带状疱疹也有肯定的疗效。

（乔　菊）

春天的“礼物”——麻疹

春天来了，田野里泛起了点点嫩绿，一切都欣欣向荣。但美丽的春姑娘带给人们不仅是生机和绿意。春天的天气就像孩子的脸，一日三变，是许多呼吸道传染病，如麻疹的高发季节，因此更是家长们最为小孩忧心的季节。年轻父母们若能掌握有关麻疹的知识，不仅能预防传染病的发生，即使宝宝患病也能早期发现，及时治疗，帮助可爱的宝宝早日击退病毒的进攻，顺利迈好人生的第一步。

什么是麻疹?

麻疹俗称“出疹子”，是麻疹病毒引起的急性呼吸道传染病，主要通空气传播。麻疹病毒存在于患者的眼泪、鼻涕、唾液中。发病时可有发热、流涕、流泪、怕光、头痛、食欲减退、呕吐、腹泻等症状。在发热后的2～3天，口腔两侧近臼齿处的颊粘膜上，可出现针尖大小的白色小点。发热后3～4天，上述症状加重，并首先于耳后发际出现暗红色皮疹，逐渐扩散至头、颈、胸、背、腹及四肢，3～5天，皮疹出齐。皮疹按出疹顺序退去，留有棕色色素斑，有糠麸样的脱屑。随皮疹消退，全身症状减轻。典型麻疹的临床过程可概括为“烧三天，出疹三天，退热三天”。一般根据临床皮疹特点即可做出诊断，确诊需做血清学抗体——麻疹病毒IgM检测。没有得过麻疹，也没有注射过麻疹疫苗的小孩或成人，如果和麻疹病人接触，很容易被传染而得病。

得了麻疹怎么办?

孩子得了麻疹，如无并发症应在家中隔离。隔离时间为5天。麻疹病毒一旦离开人体很快就会丧失致病力，因此只要居室经常开窗通风换气，就可以达到空气消毒的目的。病儿的衣服、被褥、玩具等在室外晒1～2小时就可达到消毒目的。

为了使病儿休息好，应为其创造一个良好的休养环境。居室要安静，空气要新鲜湿润，经常要开窗通风，但要避免穿堂风，不要让冷风直接吹到病儿身上，要避免强烈光线刺激病儿的眼睛，窗户拉上窗帘，灯泡用灯罩罩住。给病儿穿衣盖被要适当，穿盖过多，捂得全身是汗，见风反而容易感冒着凉，而引起肺炎。

在饮食方面，给以清淡易消化的流食或半流食。多喝水或热汤，这样不但有利于排出身体内的毒素，利于退热，还可以促进血液循环，使皮疹容易发透。疹子消退，进入恢复期时，应及时添加营养丰富的食物。除生冷油腻的食物外，不需“忌口”。

注意病儿的皮肤、眼睛、口腔、鼻腔的清洁。麻疹病毒侵入人体后，不但使皮肤出疹子，同时还使眼结膜、口腔、鼻腔粘膜产生分泌物，这些分泌物中含有大量病毒，如不及时清洗，分泌物长时间地刺激皮肤粘膜，使这些部位的抵抗力下降，给病毒继续入侵和其他致病菌的生长繁殖创造了条件。因此，做好病儿皮肤粘膜的清洁卫生是十分重要的。发热可对症进行退热治疗，如按医生的指导吃少量阿司匹林，忌冷敷及酒精浴。

麻疹的并发症多而且比较严重。常见的并发症有肺炎、喉炎、心肌炎及脑炎等。如有相关症状需及时去医院就诊。

如何预防麻疹?

- 对6个月以上的易感儿童，进行麻疹减毒活疫苗接种。
- 易感儿接触麻疹患者后，应尽早（5天内）注射胎盘球蛋白或丙种球蛋白进行被动免疫。
- 麻疹病儿应隔离至出疹后5天。

（乔　菊）

宝宝要战“痘”——水痘

冬天到了，天气不仅越来越冷，而且总是变天。今天妈妈来幼儿园接小乐乐时，发现他无精打采的，不像平时那样爱表现，活蹦乱跳。妈妈摸了摸小乐乐的头和手，有些热乎乎的，以为他感冒了，回到家赶快给他服用了治疗感冒的药。第二天晚上，乐乐总对妈妈说，“妈妈，我这里好痒哦，你帮我挠一下。”“这孩子，怎么老嚷嚷痒啊？来，让妈妈看看。”妈妈撩起小乐乐的衣服一看，呀，这红红的像蚊子咬的一样的小疹子是什么呀？咦，怎么还有一些小水疱？小乐乐的皮肤好像还很烫。妈妈赶紧带乐乐去了医院。医生检查后告诉妈妈，乐乐患水痘了。

什么是水痘？

水痘是一种宝宝常见的传染病，由水痘－带状疱疹病毒感染引起。水痘传染性很强。主要通过空气飞沫经呼吸道直接传染，但由于患儿皮肤水痘疱疹浆液中也含有病毒，故还能通过衣服、食具、玩具和毛巾等传染。因为这些传染特性，托儿所、幼儿园就很容易成为集体流行的场所。

大多数患病宝宝开始表现为发热、全身不适等症状，经过1天左右，皮肤上出现皮疹。水痘皮疹最初见于宝宝的头面部，以后会逐渐蔓延至躯干四肢。发病初期，可在宝宝身上发现一些红色小丘疹，经1～2天后变成绿豆般亮晶晶的小水泡，水泡周围淡红色。3天左右水疱渐干，中央凹陷结痂。2周左右痂皮脱落。由于水痘的皮疹是分批出现的，所以在患儿身体可同时见到红斑、丘疹、水疱和结痂四种不同类型的皮损，俗称“四世同堂”。细心的妈妈们要注意了，这可是水痘皮疹的特点哦！

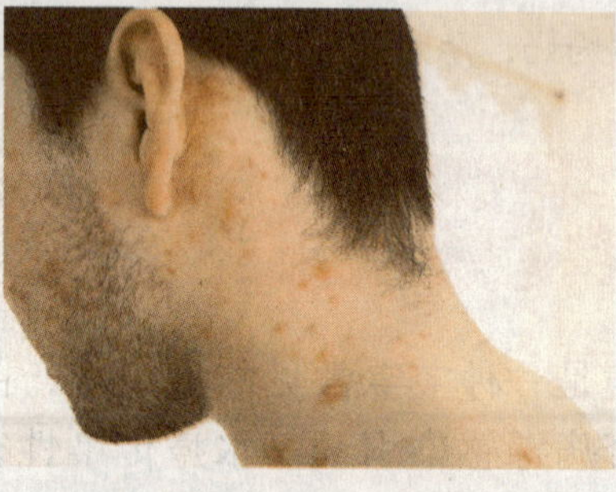

得了水痘怎么办?

一旦发现，就应及时把患病的宝宝隔离至皮疹全部结痂为止。发病期间，要注意让宝宝多休息，多饮水。妈妈要给宝宝准备容易消化的食物。要记得给宝宝剪短指甲，否则宝宝抓破皮肤可会留下永久的儿时的记忆——疤痕了。要勤给宝宝换衣服，保持皮肤清洁，防止皮肤继发感染。一旦发现宝宝出现并发症，要及早就医。

爱心提示

水痘不是出得越多越好。有的家长错误地认为水痘出得越多越好，因而一味地给宝宝吃发疹的药，这样做的结果是导致全身水痘密集，加重病情，宝宝因奇痒难忍，烦躁不安，甚至用手去抓，轻者会留下疤痕，重者可能造成细菌由局部感染病灶进入血液循环，并在血液中生长繁殖引起败血症。

对那些健康、抵抗力很强的孩子来说，出水痘只是一件让人烦心的事。但是对那些免疫能力很差，并且患有哮喘、白血病等其他慢性疾病的孩子来说，感染水痘可能会引起很严重的并发症，比如肺炎和脑炎等。所以这样的孩子一旦有感染水痘的迹象，就应该立即被送往医院，及时采取一些特殊的预防和治疗措施，比如注射免疫球蛋白和水痘疫苗。但这些必须在刚发病 24 小时内实施才有显著效果。另外，孕妇患水痘也会给胎儿带来很多危险，妊娠早期患水痘可致畸胎，妊娠后期患水痘可致胎儿先天性水痘综合征、新生儿水痘。所以孕妇一旦出水痘应及时去医院做检查并采取相关措施。

目前对水痘没有特殊的治疗方法，主要是抗病毒和退烧，防止继发性感染。

在这里要提醒各位家长们，如果孩子的健康状况允许，应该在 1 周岁以上时给他接种水痘疫苗。

（乔　菊）

天不知地知的痒——足癣

天气很热，恼人的瘙痒又一阵一阵的袭来。小陈的脚趾缝最近起了许多小水疱，还一层层的脱皮，实在是痒得厉害，小陈恨不得把脚缝的皮整个抠下来。小陈来到工地打工1个多月了，一起吃住的同乡大齐也有和他一样的苦恼，他们曾一起到药店买了些治疗皮炎的药，擦了后好了一点，谁知道过了两天不但效果消失了，而且病情好像更重了。

困扰小陈的问题其实就是足癣，也就是南方人所谓的“香港脚”，北方人说的“脚气”。

什么是足癣?

足癣是由浅表真菌感染引起的一种常见的皮肤病。浅表真菌感染侵犯皮肤浅层和指（趾）

甲，依赖皮肤的角蛋白过着寄生生活并致病。真菌生命力极强，在脱离活体的毛发、指（趾）甲、皮屑等上，可以存活一年以上。所以足癣病人脱落的皮屑就是传染媒介，正常人如果使用病人用过的脚盆、毛巾、鞋袜，就容易染上手足癣。小陈就是因为和大齐一起生活工作，互相借用脚盆毛巾，才传染上了足癣。

如何治疗足癣？

足癣在治疗上比较复杂，不同类型、不同程度的足癣，治疗选择都可能会不同。我们的小陈所表现的症状只是足癣的一种。目前治疗足癣的药物很多，既有外用的也有内服的，可根据病情的轻重缓急和患者的经济承受能力选

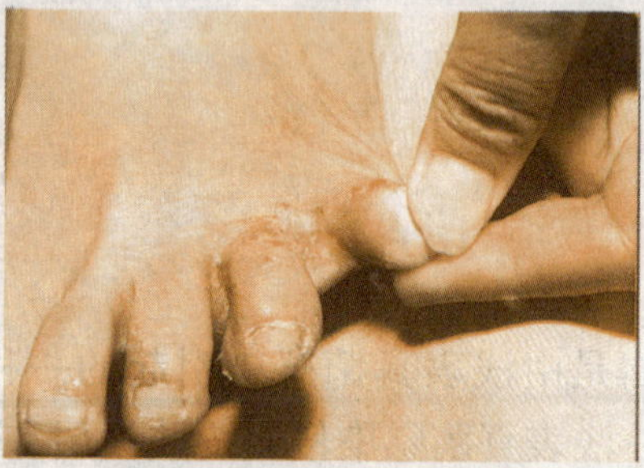

择。但基本原则是必须从疾病的实际情况出发，具体可听从专科医生的建议。但有一点是最重要的，就是一定要持之以恒，坚持每天用药。否则任何治疗方法都不会收到很好的效果，事倍功半，白白浪费了金钱和力气。

小陈用药后皮疹没有好，反而更重了，是因为涂抹了激素软膏。激素是治疗皮炎瘙痒的有效药物，所以药店的服务员在听说小陈“痒”后，就卖给了他激素软膏。足癣外用激素后，瘙痒症状会有暂时缓解，但真菌在激素的作用下“茁壮生长”，皮疹就会比原来更重了。

如何预防足癣?

足癣极易复发，因此预防再感染非常重要。专家建议在日常生活中，应注意以下几方面：

- 不要穿别人的鞋和袜子，洗脚盆要一人专用。
- 足癣患者洗涤袜子时应尽量与其他衣物分开。

汗脚的人宜穿棉线袜，不宜穿不透气的尼龙袜和胶鞋，要保持鞋袜的清洁干燥，做到常刷洗，晚上将鞋放在通风处，也可将无水明矾或无水氯化钙、生石灰等用纱布包好，放在鞋内吸潮。

避免到不清洁的浴池、游泳池洗浴和游泳，不在公共游泳池、浴室、健身房等地方赤足行走。

尽量不要在过湿过热的环境下工作。

避免使用公用剪刀和指甲钳剪病甲。

治疗期间还应注意对浴巾、脚布和鞋、袜等进行曝晒消毒。

（乔　菊）

“爱”的花朵——尖锐湿疣

李先生是一位留学回国人员，博士毕业，在一家高科技开发公司做总经理，才三十出头已经拥有千万财富，家里有贤惠漂亮的妻子和聪明可爱的女儿，他为了生意常年奔波于各地，住的是五星级酒店，出入的是高级娱乐场所。当穿着一身名牌，外表干净利索的李先生出现在我们的性病诊室时，我有些意外，问他怎么不好，他说他的阴茎上长了一些小肉赘，像菜花或鸡冠样，没有什么感觉，逐渐增大、增多。我检查了一下，是典型的尖锐湿疣。当他知道这是一种性传播疾病，治疗后容易复发，而且病毒可能终身存在在他身体里后，他一脸的羞愧和沮丧。我问他是否在外找过小姐，他说他一直都在抵挡这方面的诱惑，但在2个月前确实找过两次，没想到……他摇摇头叹息到：一失足成千古恨啊！现在因为无法面对家人，他连家都不敢回。

什么是尖锐湿疣？

尖锐湿疣又称性病疣或生殖器疣，是生殖器、肛门的部位感染人类乳头瘤病毒（英文缩写为 HPV）而导致的疾病。表现为生殖器、肛门的小疙瘩和小赘肉。容易发生在年龄 16～35 岁之间的人当中。传播途径主要是直接性接触传染。据统计，与尖锐湿疣患者有性接触的人中约 2/3 会出现尖锐湿疣。另外，母婴传染和间接物品传染也时有发生。感染病毒后一般都不会立即发病，潜伏期长短不定，一般 1～8 个月，常为 3～4 个月。由于病毒在温暖潮湿环境中易生存增殖，故生殖器是最易感染的部位，在妊娠、有严重肝脏疾病和自身免疫功能低下时，可迅速生长。肛周和直肠内尖锐湿疣可有疼痛和类似痢疾一样的症状。经久不愈者，特别是巨大尖锐湿疣可发生癌变。研究表明，人乳头瘤病毒、尖锐湿疣、生殖器癌三者之间存在着因果关系。

尖锐湿疣的诊断主要靠肉眼来看，仔细观察和临床经验很重要。抽血化验查 HPV 或是用所谓的高科技电子内窥镜拍摄下来的“疣状物”来确诊尖锐湿疣，常常是不正规的性病诊所用来吓唬人的手段，目的是骗钱。

尖锐湿疣都是性传播的吗？

一位年轻漂亮、新婚不久的姑娘来到我们性病门诊，还没有说什么已泪如雨下了。当我态度很温和地劝她镇静后，她才慢慢安定下来。原来，她们单位近日为职工进行体格检查，她和另一位女同事被诊断为尖锐湿疣，这下可在单位里炸了窝，怎么平时看上去规规矩矩的人竟会得上“性病”呢？她就更惨了，她的丈夫硬是不依不饶地跟她闹个没完，最后居然还提出要和她离婚。她觉得很冤枉，她一向生活检点，没有和其他男人接触过，在银行工作了几年，每天下了班就回家，也不去娱乐场所，她问我有没有可能与她在工作中点钞票后有时没洗手就上厕所有关。我还碰到一位患尖锐湿疣的出租车司机，他的情况也类似，他说他一天到晚在路上开车，收钱找钱，很少洗手，找厕所也难，常常是随便找一个角落就地方便了。

还有一位中年妇女来信说，3个月前与丈夫同房时出现接触出血，当时以为是碰伤没在意，一直持续了两个月才就医，诊断为宫颈糜烂Ⅱ°~Ⅲ°，用洗必泰栓、洁尔阴洗液、麦迪霉素治疗了半个月没有效果，又打了一个月的针仍不见明显效果。后来她丈夫在医院查出是尖锐湿疣，她才开始仔细检查自己的外阴，结果发现阴道内有成团成片的尖状突起，而且面积很大，有肿痛的感觉。他的丈夫曾在3个月前去昆明出差，常在旅馆洗盆浴，回来后一直不舒服。她想了解如何治好尖锐湿疣和宫颈糜烂，她的尖锐湿疣是不是丈夫传染的，丈夫能通过洗盆浴而传染上尖锐湿疣吗？

此外，有一些患者实在是想不出是如何被染上这种性病的。我也曾见到一些十几岁的、还是处女的女孩，还有几岁的儿童，甚至是几个月的婴儿，也患尖锐湿疣。这证明尖锐湿疣是可以通过非性接触而传播的。据统计，大约70%尖锐湿疣患者通过性接触被传染，30%则是通过接触污染物所致。

如果女性穿着尼龙内裤，又不注意清洁外

阴，便容易发生霉菌或滴虫性阴道炎，或出现其他感染所致的白带增多等情况时，局部的浸渍、潮湿便为乳头瘤病毒的接种，滋生繁衍提供了有利条件。用污染的手搔抓阴部或使用污染的毛巾也会引起尖锐湿疣的传染。人们只怕以手接触外阴会沾污手而不知手也会沾污外阴。上厕所后洗手是人们已养成的习惯，殊不知更重要的是便前洗手，千万不可小瞧这一点。点过钞票的手，扶了公共电汽车把手的手，不知沾染上了多少细菌和病毒，以这样的脏手触摸生殖器焉有不感染之理？

假性湿疣也是一种性病吗？

一位25岁妇女，怀孕3个月，在一家医院产科做产前检查时发现有“尖锐湿疣”，产科医生建议她做人工流产后进行治疗，她不太相信，于是来到性病科检查，诊断却是“假性湿疣”。她又去看了几家医院的性病科，得到的结论相同，经过十月怀胎后，终于生下一个健康的孩子，“假性湿疣”也没有什么变化。

另有一些人就不像这位孕妇这么幸运了，尤其是有过不洁性接触史的人。在不正规的性病诊所，这种假性湿疣常被当作尖锐湿疣来治疗，患者花了很多钱来治疗这种不需要治疗的“病”。假性湿疣一般发生在女性小阴唇内，为柔软的绒毛状突起，或是发生在男性龟头边缘，像小珍珠一样整齐排成一圈。在几个月到几年内变化都不大，也无症状，和尖锐湿疣以及病毒感染完全无关，不需要治疗。

尖锐湿疣能被治愈并除根吗?

很多尖锐湿疣患者被确诊后常常问医生：怎样治疗？多久才能治好？能根除吗？

目前，治疗湿疣常用的方法首先是去除疣体，首先选择局部冷冻或激光治疗，几乎100%能将尖锐湿疣的损害去掉。另外，局部外用鬼臼毒素药水，每天两次，连用3天，停4天再用，连用2～3个星期，大多数患者的疣体都能脱落。而吃药、打针几乎没什么作用。

尖锐湿疣最让人烦恼的是很容易复发，有

大约一半的患者在治好后几个星期内在原来的部位或周围又出现新的疣体。如此反反复复，花去患者大量的钱财和时间。因此，尖锐湿疣患者最关心的一个问题就是尖锐湿疣能不能“去根”？什么方法（或什么药）能使尖锐湿疣“去根”？有的患者为了达到“去根”的目的不惜花费上万元，甚至几万元。

“去根”有两种概念，一种是尖锐湿疣不再复发；另一种则是体内 HPV（引起尖锐湿疣的病毒）被杀灭。

一般初发的尖锐湿疣经过冷冻、激光治疗或药物治疗去除疣体以后，不复发的比例大约为 50%，这部分人就已经达到临床治愈，即第一种的“去根”。其余的患者则要经历若干次复发，有的患者只复发一次，也有的患者会复发数次，平均在 3 次左右。多数复发发生在治疗后的几个月内，尖锐湿疣不会没完没了地一直复发下去，多数在半年后就不再复发了，实际上也就是去根了（第一种概念的去根）。目前也有一些预防尖锐湿疣复发的药物，例如外用的咪喹莫特乳膏和干扰素乳膏。

要想达到第二种概念的“去根”，只能把希望寄托在身体锻炼、情绪调整和必要的时间去耐心等待，目前全世界还没有一种有效彻底清除 HPV 的药物，如果相信广告上那些可以“铲草除根”的杀病毒药物或其他方法，最终的结果只能是竹篮打水一场空。这种不切实际的想法在现实中已经使很多患者花干了自己多年的积蓄。但愿此类悲剧不要再发生。

怎样预防尖锐湿疣？

坚决杜绝性乱：尖锐湿疣患者中约 70% 是通过性接触染病的。家庭中一方从社会上染病，又通过性生活传染配偶，还有可能通过密切的生活接触传给家中其他人，既带来了生理上的痛苦，又造成家庭不和。因此提高性道德，不发生婚外性行为是预防尖锐湿疣发生的重要方面。

防止接触传染：不使用别人的内衣、泳装及浴盆；在公共浴池提倡淋浴，沐浴后不直接坐在浴池的坐椅上；在公共厕所尽量使用蹲式马桶；上厕所前用肥皂洗手；不在人多、消毒不严格的游泳池游泳。

讲究个人卫生：每日清洗外阴、换洗

内裤，个人的内裤单独清洗。即使家庭成员间也应该做到一人一盆，毛巾分用。

配偶患病后要禁止性生活：如果配偶仅进行了冷冻、激光治疗，虽然外阴部可见的尖锐湿疣消失了，但患者仍带有人乳头瘤病毒，需在治疗后复查，持续半年无复发才算治愈。在此期间如果要发生性行为，可使用避孕套进行防护。

孕妇患尖锐湿疣后为了避免分娩时感染胎儿，可选择剖宫产。产后不要与婴儿同盆而浴。

（何志新）

舶来的杨梅——梅毒

小王来到城里一个建筑工地打工有一段时间了，白天在工地干活，到了晚上，没有亲友在身边，总觉得有些寂寞。一天，刚领了工资的小王禁不住诱惑，在工地附近的破旧平房内和卖淫女发生了性关系。1 个多月后，小王发现在阴茎头部位出现了一片 1 分钱币大小的红斑破溃，不痛不痒，过了 10 天左右就消退了，他也就没当一回事。可是，又过了两个月，小王发现自己身上起了一些钱币大小的红斑，上面有脱皮和少量结痂，而且越来越多，生殖器上也出现了红斑，虽然还是不痛不痒，但他担心和那次嫖娼有关，于是去了医院的性病科门诊。医生了解了他的情况后，立即给他抽血化验梅毒，结果显示“RPR +”，即梅毒血清检查阳性，诊断为“梅毒”，医生给小王开了苄星青霉素，要他每周打 1 针，连续打 3 周。用药后，小王身上的皮疹完全消退了，他庆幸自己及时去了医院并得到了正确的诊断和治疗，避免了传染给家人的危险。同时，他也后悔自己当初的嫖娼行为。

什么是“梅毒”呢?

梅毒是一种性传播疾病，通过皮肤感染梅毒病菌所致。它不仅可表现为生殖器出现红斑、破溃，或全身的红斑，还可以出现各种全身症状，严重者可危及生命。另外，它不仅危害自身健康，还会传给下一代。特别要提到的是，梅毒患者染上病后需要经过几个月才出现症状，而且多数患者的症状不明显，甚至根本没有症状，所以多数梅毒患者得不到及时的诊断和治疗而成为潜伏的梅毒患者，将来随时可能出现各种梅毒的症状尤其是晚期内脏的病变，同时在潜伏状态下更容易在完全不知道的情况下将病传染给他人。

（提示：患者常在与梅毒患者有性接触后，1个月左右出现生殖器部位无痛性溃疡，医学上称为一期梅毒，经过2个星期后可自行消退，再过1~2个月会在全身出现不痛不痒的红斑、丘疹或有脱屑，称为二期梅毒，这时容易被误诊为“湿疹”、“玫瑰糠疹”或“银屑病”。)

梅毒患者的症状表现不一，容易被误诊、漏诊。

不痛不痒的皮肤病要当心梅毒：全身，特别是生殖器上出现大量的钱币大小红斑，有脱屑、破溃，不痛不痒。出现了上述症状，又有过危险行为的人就要警惕了，应当到医院进行诊治。

手掌、脚掌出现红斑要高度警惕梅毒：手脚掌上面出现黄豆到蚕豆大小的玫瑰色斑疹，有少量脱屑，不痒，这是二期梅毒的典型表现，应当及时到医院进行诊治。

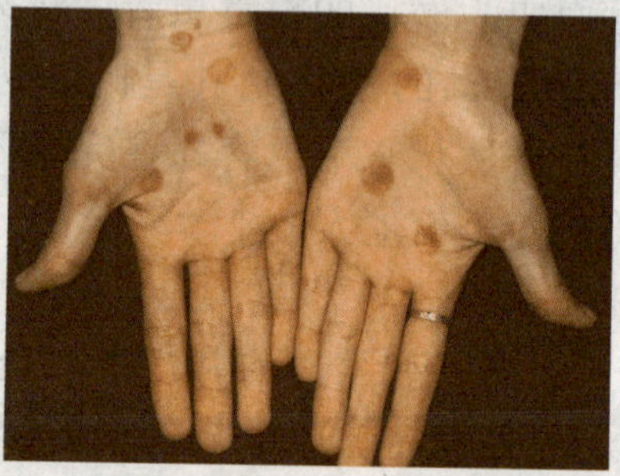

误诊为“感冒”的梅毒：有时候，梅毒的症状有些像感冒，发热、咽喉疼痛，声音嘶哑、关节疼痛，全身不舒服。

神经梅毒引起的中风：这种类似脑梗死表现的梅毒，一般在感染梅毒后2~10年后才会发病，患者可出现头痛、身体一侧偏瘫，症状和一般的中风差不多。梅毒引起的神经病变还可以表现为其他多种多样的神经症状，由于梅毒脑膜血管炎的治疗和一般的脑梗死不同，鉴别诊断就显得非常重要。对它确诊检查并不困难，如果年纪轻轻就出现脑梗死，应想到梅毒感染的可能性，患者应及时告诉医生是否有不洁性行为，以便及时诊断、治疗，这样才能够阻止病情的发展。

“习惯性流产”的罪魁祸首——妊娠梅毒：孕妇感染梅毒后，可导致流产，早产或死胎。

小李结婚后不久就顺利怀孕了，但想不到怀孕7个月时突然流产了。半年后，小李再次怀孕了。全家人高兴极了，把小李当成掌上明珠一样来伺候，不仅不让她干农活，连家务活也基本不让她干，每天让她吃好喝好睡好，还不敢让她生气，眼看着小李的肚子一天天隆起，肚里的胎儿也有正常的胎动，全家人满怀希望迎接孩子的出世，可是离预产期还差 3 个月时又流产了。同样的悲剧连续发生了 4 次。到医院一检查，夫妻俩均确诊为梅毒。

胎传梅毒：也称先天梅毒或无辜梅毒，即梅毒病菌经过母体胎盘沿脐带血进入胎儿体内，使孩子一出生就患上梅毒。

“正常”的梅毒患者——潜伏梅毒：多数梅毒患者感染梅毒病菌后没有明显的症状，甚至完全无症状，和正常人一样，但梅毒病菌进入患者血液后会引起患者梅毒血清检查阳性，通常在手术前、参加工作、征兵、出国、献血，婚检、产前检查等查体时被发现。这种潜伏状态可以持续终身，并且随时有可能出现症状变为活动性的梅毒（显性梅毒）。这些潜伏梅毒患者也可以将病传染给他人。

远离梅毒——切断梅毒的各种传播途径

梅毒的传播途径包括以下几个方面：

性接触传染：95% 以上的梅毒患者是由性接触而传染的，很多梅毒患者起初常常拒不承认自己的不洁性接触史，经过医生单独询问并告知其严重性后才说出实情。感染梅毒后如果不治疗，在一年内具有很强的传染性，随着时间的延长，传染性逐渐减小。

胎传：患梅毒的孕妇可通过胎盘而使胎儿被传染。感染一般发生在怀孕 4 个月以后。患梅毒时间不长的孕妇更容易发生。胎传梅毒的患儿如果不治疗，长大后妊娠时，也可传染给其子女。也就是说，爷爷奶奶的梅毒一直可传到孙子辈，但这种情况很罕见。

其他：少数人可因接触梅毒患者皮肤而被传染，如普通的接吻、握手、妇科检查、哺乳等。极少数人可因接触梅毒患者的内衣、被褥、毛巾、剃刀、餐具、烟嘴、医疗器械等而被传染。极个别人可由于输入有传染性的梅毒病人血液而受到感染。

梅毒可以根治吗?

经过苄星青霉素的治疗，95% 以上的梅毒患者都可获得痊愈，也就是说可以得到根治，不会再复发。梅毒的治疗方法简单，价格也便宜，不需要再附加任何其他药物，根本用不着电线杆小广告上骗人的“祖传秘方”。

由于梅毒的皮疹千变万化，可以和多种皮肤病相似，没有经验的医生误诊很常见，因此，如果经济条件允许的话，建议那些皮疹久治不愈的病人到较大的正规医院进行诊治。

值得注意的是，梅毒患者经过臀部肌内注射苄星青霉素，每周1次，连续3周后，还需要定期复查血清梅毒反应（RPR）。就像梅毒的诊断必须依靠抽血化验一样，判断是否得到根治也得依靠抽血化验。一期及二期梅毒，治疗后1年内每3个月查1次，治疗后第二年，每6个月查1次，以后每年查1次。治疗后6个月RPR滴度至少应下降至原来的1/2，在病期长以及潜伏梅毒患者下降会慢一些，但在1~2年内应下降至原来的1/4。

还有一种情况值得注意，就是对青霉素过敏的判断。注射苄星青霉素前必须做青霉素皮试，结果阴性方可注射。判断是否真的对青霉素过敏也需要丰富的临床经验。有一些梅毒患者由于“青霉素皮试阳性”而改用其他抗生素，包括价格昂贵的抗生素，治疗后皮疹不退或梅毒血清持续阳性，来到大医院重新做青霉素皮试时，结果却是阴性。

梅毒患者在生活中应注意什么？

治疗期间，患者的配偶也应及时到医院检查，即便当时查的结果阴性，1～3 个月后还要再复查，或同时和患者一起按梅毒治疗（预防性治疗）。

注意生活细节，防止传染他人。自己的内裤、毛巾及时单独清洗、煮沸消毒，不与他人同盆洗浴。

梅毒未治愈之前禁止行房事，发生性接触时必须使用安全套。如果患者未婚，那么待梅毒治愈后方允许结婚。

二期梅毒治疗时可能会出现全身反应，此时需多加休息。患病期间注意营养，增强免疫力。

患病期间不宜怀孕。如果患者发生怀孕，要尽早开始治疗。是否保留胎儿，应听取医生的意见。

（何志新）

让我欢喜让我忧
——非淋菌性尿道炎

大柱一年前找了一份长途司机工作，半年前又如愿地娶了青梅竹马的秀梅作妻子，生活过得很是让旁人羡慕。前两天，妻子秀梅向他提出准备要个孩子。这本是一件让人高兴的事儿，但是大柱却暗自愁了起来……

原来两个多月前，大柱接了一个跑长途的活儿，一出门就是五天，晚上，闲着没事的大柱跟同去的哥们儿找了地方喝酒聊天，一个高兴就多喝了两杯。回去的时候路过一个发廊，里面的小姐穿得妖艳暴露，一见大柱和他哥们儿从门口过，便出来甚是热情地招呼他们："大哥，进来洗个头，休息休息吧，妹子给你按摩按摩怎样啊?"被小姐拉拉拽拽的领进了发廊。在昏暗的灯光下，大柱在没有任何防护措施的情况下跟小姐发生了那事儿……

第二天，大柱酒劲过了，感到很后悔，

觉得对不起新婚不久的妻子，又怕染上什么病。但之后的半个来月，大柱倒并没出现什么不舒服的感觉，又想到自己是酒后才出的事，也就没再往心里去了。直到有天开工遇到那晚同去的哥们儿，那哥们儿一见大柱便皱着眉头把大柱拉到一边："那些小姐不太干净啊，你去查查吧。"已经快忘了这事的大柱一下紧张了，第二天便去了一家从广告上看到的诊所。一去，大夫便给大柱开了上千元的检查，又是抽血又是检查尿液。两天后，那大夫便指着化验单告诉大柱："你支原体阳性啊，这是得了非淋菌性尿道炎，得赶快治疗啊！""大夫啊，那就赶快给我开药吧！这病我得赶快治疗啊，不能染给我媳妇啊！""你这病是得赶紧治疗，可能需要花些钱，得用好药啊。"于是大夫大笔一挥开了一张1000多元的处方，大柱又是吃药又是输液，折腾了一周。再查的时候，大夫告诉他现在支原体是阴性了，没事了。大柱心想这钱没白花，1周以后，心里还是不太放心的大柱又去做了一次检查。结果出来后，大柱心凉了半截，支原体一项清楚地写着"阳性"。大柱急了："大夫，我这支原体怎么又阳性了，最近我连我媳妇都没敢碰啊。”“你这是又复发了，还得换其他的药再治。”于是大柱又花了2000多元治了1周。1周后，大柱又做了检查，支原体一项仍然是阳性，大夫告诉他得一直吃药吃到阴性为止了。大柱也没其他法子，只得背着秀梅悄悄地吃药、输液。钱花了几千了，可支原体总是阳性，现在秀梅提出想要孩子，大柱更是急着要治好病了。在小诊所折腾了1个多月，大柱觉得再不去大医院，病怕是没得治了。几经周折后，大柱终于去了城里一家大医院。大夫听了大柱的叙述后，问大柱有没有出现过尿急、尿痛，或者是尿道流出脓性或黄色的分泌物，大柱这才想到，其实一直以来自己也没感到过不舒服。大夫看了大柱的用药记录后，告诉他现在已经不用治疗了，大柱现在根本就没病。大柱纳闷：这又是为什么呢？

其实这不只是大柱一个人的疑问，很多人都会有这个疑问，这就得从非淋菌性尿道炎是怎样一个病说起了。

什么是非淋菌性尿道炎?

非淋菌性尿道炎通常表现为:

- 尿道有脓性或者是粘液性的分泌物，量少、稀薄，有时候只是晨起的时候发现尿道口有分泌物或白色结痂，甚至只是内裤上有污斑。
- 尿痛，有时候只有轻度不适，瘙痒感或尿道灼烧感
- 偶尔伴有一些全身症状，如全身不适或是下腹坠胀等，

当然也可能没有症状，但是没有症状的非淋菌性尿道炎多是由沙眼衣原体感染造成的。一旦检查衣原体为阳性就可以诊断是有非淋菌性尿道炎的，但是支原体却不一定了，尽管一般认为解脲支原体也可以导致非淋菌性尿道炎，但是事实上，解脲支原体也常在没有尿道炎的正常人群中被检测出。现在国际上新的规定已经不把解脲支原体列在非淋菌性尿道炎的病原体之列了。所以像大柱那样的情况，完全没有症状的支原体感染，如果再经过正规的抗

生素治疗后还反复阳性，那么极可能根本就没有染上非淋菌性尿道炎，而是带支原体的正常人群。这种情况下根本就不需要治疗，当然也不会影响他们生小孩的计划。

所以说，如果在没有防护的情况下发生了不洁性行为，怀疑自己得了病，就一定要去正规医院就诊，切勿为了图方便或者是听信广告去一些不正规的小诊所。去了以后，没有病的也被胡乱治疗一气，花了钱不说，还可能对身体造成伤害。

（雷　漾）

美丽的代价——生殖器疱疹

转眼已经进入盛夏了，天气异常炎热，坐在诊室里的白英却心凉了半截，随即便掉下眼泪，忍不住向接诊大夫述说自己的遭遇。

生于农村的白英遇上了很好的父母，虽然身为女儿身，家境也并不富裕，父母还是艰难地供她读书。白英也很争气，考上了城里的大学，变成了一只飞出小山村的凤凰。

初到大城市，没钱打扮自己的白英和周围很多同学显得很格格不入。渐渐地，白英感觉到了来自一些同学的瞧不起的眼光。虽然父母已经很省吃俭用，但是寄来的钱除了付学费就只剩仅够她维持基本生活的钱了，根本没有钱再供她打扮的像同学一样漂亮。好强的白英于是想到了做家教赚钱，经过学校勤工俭学会的联系，白英找到了一份家教的工作，每周去3次，每次2小时，1个月可以挣400元。白英很珍惜这份工作机会。第一天上班，白英穿上了自己最好的一件衣服去了学生家里，学生的家长是个看起来很和善的中年男性，他微笑着告诉白英叫他李叔叔就好，还给她倒水，拿吃的。这让白英紧张的心情缓和了一点儿。以后每次去，李叔叔都很热情，白英心想，自己真是太幸运了，1 个月后，白英拿到了工资，她狠下心，把钱全部买了衣服。本就长得不错的白英打扮一下，漂亮了很多，男同学眼光中传出的赞美之音让她自我感觉很好，更觉得要多打扮自己，决不输给其他城里的女生。一天晚上，白英穿着新买的衣服去了学生家里，去了才知道学生这周都不在，李叔叔还是热情的将她迎进屋让她坐坐再走，眼睛还一直盯着白英。白英没有想太多，坐下和李叔叔喝水、聊天。渐渐地，她觉得越来越想睡，也不知道什么时候自己就睡了过去。醒来的时候，白英感到下身一阵痛，自己躺在李叔叔的床上，床单上还有一抹血痕，意识到什么的白英哭着和李叔叔撕打起来。末了，李叔叔拿出一叠钱说，只要她不要声张，就给她 3000 元钱。3000 元！白英的父母一年的辛苦劳作和省吃俭用也就省出 3000 元，可以买多少东西啊！白英的心里挣扎了没多久便拿着 3000 元走出了学生家里。

之后，白英难过了好几天，一想到自己的纯洁就这样被毁了便暗自落泪。然而一想到那3000元，白英又觉得这样自己就可以有这么多的钱，而辛苦作家教1个月才400元，于是白英用那些钱把自己好好打扮了一番：既然有这么容易的赚钱方法，我为什么还要继续这么辛苦地过穷酸的日子呢？就这样，白英过上了作坐台小姐的日子。

然而过了没多久，突然有一天，白英觉得下体像火烧一般疼痛，还发烧，全身肌肉也发酸，腹股沟还肿起了几个“硬包”，一碰就痛。白英以为是感冒，自己吃了一些抗生素，十来天后倒也好了。然而没过多久，白英又觉得下体又痒又痛，自己照着镜子一看，下面居然长着几个小溃疡。“不会又是发炎了吧？”于是，她又吃了几天的抗生素，又“好”了。之后，白英便也没把它当一回事了。过了大概1个月，之前的那种情况又出现了，而且腹股沟又鼓了几个小“硬包”. 白英心想：最近怎么老是下面发炎呢？想着想着她也有点怕了，终于下决心去了医院妇产科。大夫给白英做了检查后告诉她，这并不是妇产科的病，虽然有些细菌性阴道炎，但是最好还是马上去皮肤性病科看病。性病！白英从来没有想过这个字眼，虽然在外面出台，但她却从来都没有想过自己和不同的男人发生性行为可能给自己带来不干净的病。果然，白英去皮肤性病科就诊时，大夫在听了白英的叙述并做了检查后告诉白英，她得的是生殖器疱疹，这个病目前在世界上都还没有很好的彻底治疗的方法，只能是尽量的防止复发。伤心的白英一想到自己年纪轻轻就要带着这个病活一辈子，忍不住潸然泪下，便发生了开头那一幕。

社会上像白英这样的小女孩很多，为了寻一时之欢而混迹于娱乐场所的人也不少，然而在你由于各种各样的原因要和陌生人发生性行为的时候，千万要三思而后行，一时糊涂带给你的可能就是生殖器疱疹这样的病。

什么是生殖器疱疹？

生殖器疱疹常表现为生殖器区域的瘙痒、疼痛，常可看到红斑上长出小水疱，继而破溃，留下疼痛性的糜烂面或是溃疡面，伴有腹股沟淋巴结的肿大。而且，即使在没有症状的时候，它也是具有传染性的，甚至带避孕套也不能完全防止被感染。在成年患者中，此病几乎都是通过性传播的，只有极少的一部分可能通过密切接触感染物品而被间接感染。女性患者生产的时候也可能传给婴儿，引起严重的后果，这被称为母婴传播。这个病多反复发作，目前还没有理想的根治方法，一旦患病只能通过服抗病毒药防止复发。因此，安全性行为是很重要的，大家应通过预防来减少它的传播和保护自己，以免染病之后再抱憾。

（雷　漾）

外婆的懊悔——淋病

五岁女童也会得性病吗？某日，不相信医院诊断结果的陈女士来到市疾病控制中心，要求医生再为她女儿做一次检查，确认是否为淋病。诊断结果再次证实女儿被传染上了淋病。到底怎么回事呢？

一开始，陈女士的女儿总嚷嚷下身不舒服、痛。夫妻俩没敢怠慢，赶紧把女儿带到一家医院就诊，经过化验，女儿被诊断为淋病，但是没有证据表明曾遭遇性侵犯。这一诊断让陈女士吓了一大跳，因为夫妻俩都没患过淋病，为了谨慎起见，他们还一道做了检查，而且陈女士也很注意，平时洗衣物时都将孩子的衣服分开洗。所以她怎么也想不明白孩子怎么会患上淋病。最后她想到最近一段时间，因为工作忙，将女儿放在了婆婆家，女儿的衣物全部是她婆婆洗的，会不会在婆婆家传染的呢？在医生的建议下，陈女士让婆婆去了疾病控制中心门诊部，经化验，她婆婆的确有淋病。陈女士的婆婆说道，她也不知道自己有淋病，孙女洗完澡后，就将祖孙俩的衣物放在一个盆里洗。

淋病到底是一个什么样的病呢？它怎样传染呢？而上面这个故事中的婆婆为什么会不知道自己有淋病呢？

什么是淋病?

在祖国医学中其实很早就有关于淋病的记载，古人称之为“淋症”或“淋浊”，表现为尿痛和尿浊。西方国家称之为“gonorrhea”，翻译过来就是生殖器流出分泌物的意思。男性的淋病表现常常是比较特异的，比较典型的表现为尿道分泌物增多，开始是透明的，其后变成黄色、脓性，晨起的时候量多，常封住尿道口（“糊口”现象），尿道口常红肿、刺痒，有尿痛和排尿困难。而在女性，淋病的表现常常没有什么特异性，如果感染在尿道的话，可表现为尿频、尿痛以及排尿的烧灼感，尿道口红肿，可见少量脓性分泌物；如果感染部位是在宫颈的话，表现就不那么特异了，只有阴道的排出物增加的症状，检查能发现宫颈红肿糜烂，有分泌物，有触痛、性交痛。但是阴道炎也可以出现阴道分泌物增加，所以需要到医院去做病原学检查以确诊。80%的淋病女患者症状轻微甚至根本没有症状，就像故事中的婆婆一样，所以连她们自己都不知道自己得了淋病，但是她们仍然是具有传染性的。对于幼女来说，又有特殊之处，因为幼女的阴道上皮发育不完全，很容易受到侵犯，所以幼女感染位置在外阴，主要表现为阴道排出脓性分泌物，外阴和肛周红肿、疼痛。所以故事中的五岁小女孩会嚷疼。

淋病是如何传染的?

淋病的传播途径主要是性交传播。在男性，几乎所有的淋病都是通过性接触传染的，而对于女性，污染物的间接传播是有可能的，对于幼女来说，被污染的毛巾、尿布、卧具、浴盆、厕所坐板、护理人员的手都可以引起她们发病。

其他的淋球菌感染还可以表现为淋球菌结

膜炎，新生儿发生淋球菌结膜炎主要是淋病患者产下婴儿时在产道受感染，而对于成人，如果用沾染过淋病患者分泌物的手或毛巾等接触眼睛也可以发病。值得一提的是，淋病不只是阴道性交感染，肛门性交和口交同样可以传染，并引起相应的淋球菌直肠炎和咽炎。

如何预防淋病?

注意安全性行为，不搞性乱是预防淋病的最好方法，同时我们还应该注意对污染物的消毒，避免家人受到间接感染。比如床单、衣物都要单独煮沸消毒，浴盆和便器都要用消毒剂消毒，对于公共场合的浴缸和坐便器最好避免使用，在前文的故事里，“传染源”并不是父母，而是祖辈。现在不少年轻父母都有这方面的育儿知识，但祖辈在这方面的健康意识较差，洗衣都喜欢将一家人的衣物放在一起洗。这样的习惯应尽量避免。除此之外，如果怀疑自己得了淋病，一定要到正规医院就诊，不可自己胡乱吃抗生素，以免引起耐药。

（雷　漾）

危机暗藏——艾滋病

这是我在门诊见到的一个真实的故事。李大爷60岁了，生活在一个偏远的小县城，他的老伴是一个老实能干的农村妇女，为了这一大家子没少操心。因为单位效益不好，李大爷做起了拣破烂的生意。十几年来收入还真不错，每天都能赚两三百块。5个月前，李大爷开始感到头痛，伴有恶心、呕吐。他去医院看病，被诊断为“隐球菌性脑膜炎”，查艾滋病抗体阳性，最后确诊为艾滋病晚期。没几天，李大爷就因脑颅压高死于家中。令人意想不到的是，直到去世的那一刻，他竟然都没听说过艾滋病。更为遗憾的是，李大爷的老伴也在县医院和卫生防疫站两次查出艾滋病抗体阳性。原来，李大爷在县城拣破烂时，没有抵挡住街边女人的诱惑，先后和十几个女人发生了不该发生的事情。现在，不只是害死了自己，还害的老伴也成了艾滋病病毒携带者。原本幸福美满的一家就这样完了。

还有一个真实的病例。他是我的一个病人，一个外科大夫，在一次应酬之中，不得已和小姐有了性接触。在做之前，他也仔细地检查了一下，结果也没发现什么不对劲，所以就放心大胆地“潇洒”了一回。结果，他被一种莫名其妙的疾病纠缠了好长的时间，开始怎么也没想到竟然感染上这种病。当得知自己艾滋病病毒（HIV）阳性，也就是感染了艾滋病病毒的时候，他懊恼不已。他还有等待他的事业需要完成，还有刚刚5岁的儿子需要他养大。

什么是艾滋病?

艾滋病是一种病死率很高的严重传染病，它的医学全称是“获得性免疫缺陷综合征”，英文缩写“AIDS”。艾滋病的流行传播，不会因为地域、人群而有所改变，也就是说它不会因为你是医生或者干部而不被感染，也不会因为你所居住的地域偏僻而减小被感染的风险。

当初，艾滋病首次在美国5个同性恋者身

上被发现时，它还是只涉及少数人，但在短短十几年的时间里，艾滋病已迅猛地跨越了国家、民族、性别、年龄、阶级、地位等界线。可以毫不夸张地说，艾滋病病毒感染者就在我们的周围。

艾滋病是如何传播的呢?

目前我们已经知道艾滋病的主要传播途径有三种：性行为接触、血液传播和母婴传播。

艾滋病病毒主要是通过粘膜和有破口的皮肤进入人体的。男性患者的精液和女性患者的阴道分泌物中都有大量的病毒，在享受性爱的过程中，不断的摩擦使得粘膜可能出现很多个小得看不见的缝隙，病毒就会从这些缝隙进入人体。由此可见，和艾滋病人的无保护措施的性行为是多么可怕。

艾滋病病毒感染者的血里含有大量的病毒，如果他的血输给了一个健康的人，那么，这个健康的人就很可能被感染上艾滋病毒。静脉吸毒者共用针头、针管，是非常容易传播艾滋病的。还有，有血液接触的医疗器械、理发和美容工具，比如穿耳孔针、文身针和针灸针等，都可能把艾滋病病毒从一个人身上传到另一个人身上。前几年，我国某省农村大批的农民感染上了艾滋病，后来经过调查发现他们靠卖血为生，罪魁祸首是被污染的注射器和采血设备。

另外，感染了艾滋病病毒的妇女可能会在怀孕的后期、分娩过程中和母乳喂养时把艾滋病病毒传给胎儿或婴儿，传播的可能性在30%左右。

不过，大家也不必过分担心，日常生活的普通接触是不会感染艾滋病病毒的。如下面这些行为，都不会传播艾滋病病毒。

- 与艾滋病病毒感染者握手、拥抱、抚摸、礼节性接吻。
- 与艾滋病病毒感染者一起吃饭、喝饮料以及共用碗筷、杯子。
- 与艾滋病病毒感染者一起使用公共设施，如厕所、游泳池、公共浴池、电话机、公共汽车。
- 与艾滋病病毒感染者一起居住、劳动、共用劳动工具。
- 购物、使用钞票

- 咳嗽、打喷嚏、流泪、出汗、撒尿。
- 蚊虫叮咬。

艾滋病的症状非常复杂，而且隐秘。开始可以表现为发热、头痛、恶心、脾肿大，与常见的感冒非常相似。一般持续3～14天后，症状自行消失，进入无症状期。从感染艾滋病病毒到发展为艾滋病患者的时间长短不一，一般为8～10年，最长可达19年。在很长的潜伏期中，感染者虽然没有自觉症状，外表一如常人，但全身免疫系统正在受到艾滋病病毒的破坏，到免疫系统功能再也不能维持最低的防御能力时，多种对正常人不会引起疾病的病原微生物便会使患者发生条件性感染，引起脑、肺、胃肠道和其他部位的病变及症状。感染了艾滋病病毒不会立即死亡。潜伏期越长，艾滋病病毒感染者的生命也越长。

如果有了危险的行为该怎么办呢？

如果有高危行为，就可能感染艾滋病病毒，所以不应该抱有任何侥幸的心理。早发现、早诊断、早治疗、早隔离，就可以有效地预防传染给其他人，也有助于控制病情。艾滋病的诊断不仅要看症状，最重要的是血液学检查，常用的方法是艾滋病的病毒抗体检测。但是，在病毒进入体内的头1～3个月期间，身体里还没有产生足够抗体，无法检测出是否已经感染，这段时间叫“窗口期”。因此，要做艾滋病病毒的检测，应该在过了“窗口期”后再去，而不是刚有了高危行为就去。尽管在“窗口期”检测不出艾滋病病毒抗体，但这时候病毒已经在体内大量增殖，同样具有传染性，因此，这段时间过性生活，也必须使用安全套。

感染了艾滋病病毒的人，千万不要自暴自弃，而是要想方设法延缓发病，去有较好条件的大医院或者是专门的卫生部门进行诊断和治疗。

艾滋病虽然可怕，但是只要我们懂得一定的防治知识，洁身自好，远离毒品，艾滋病就会远离我们。希望我们的身边不再有李大爷和王大夫那样的悲剧上演。

（宿　斌）

美女杀手——系统性红斑狼疮

茜茜今年16岁了，一次春游之后脸上出现了红斑，呈蝴蝶形分布，茜茜并没有在意。之后茜茜发现，每次外出日晒后皮疹都会加重。在复习考试的阶段，茜茜开始出现了乏力，并且很容易疲劳，还出现了低热。茜茜想继续坚持到考试结束，但她的乏力症状逐渐加重，每天发热在38℃左右，并出现了脱发、关节疼痛的症状。考完试之后，茜茜去医院就诊，医生告诉她，从症状上看，像是“红斑狼疮”，需要抽血和留尿化验检查确诊。后来，茜茜被确诊为“系统性红斑狼疮”。医生告诉她，红斑狼疮是一种一辈子的病，需要长年治疗，不能劳累，很容易出现内脏器官的受累。茜茜不知道她这么年轻怎么会患“红斑狼疮”，更加不知道这是一个什么样的病？自己以后还能不能正常地工作、学习？会累及那些内脏器官？这个病会危及生命吗？

什么是系统性红斑狼疮?

红斑狼疮主要的临床特点是病人两侧面颊出现水肿性红斑，鼻梁上的红斑常与两侧面颊部红斑相连，形成蝴蝶状的皮疹。为什么称为“红斑狼疮”呢？医学家们发现，红斑狼疮病人面部的皮疹与狼打架时咬伤的面部疤痕相似，就形象地把这个病称为“红斑狼疮”。世人看到“狼”字，就产生了一种恐惧感，认为这种病的发病与狼有关，其实一点关系也没有，只不过是借用“狼疮”来形象地描述皮疹罢了。系统性红斑狼疮多出现于育龄期女性，是一种可以累及全身各个系统的自身免疫性疾病，可引起多脏器病变，严重危害人体健康。系统性红斑狼疮的诱发因素多，该病经常处于不稳定状态，复发（活动）与缓解交替出现是其临床特点。有上述表现的人，应当抓紧时间去医院检查，以便尽早确诊。一旦确诊便应配合医生进行积极有效的治疗。

什么样的皮疹要怀疑红斑狼疮?

在红斑狼疮患者中，75% ~80%病人会出现皮肤表现，25%的病人，皮肤病变为其首发临床表现。一般皮肤病变多在起病时出现，少数病人可发生于其他系统病变数年后。系统性

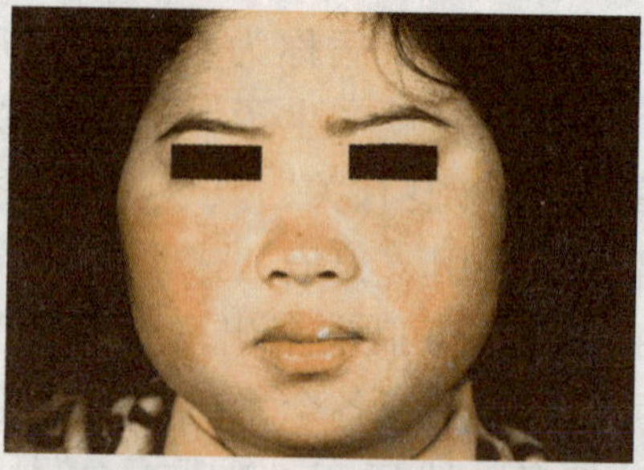

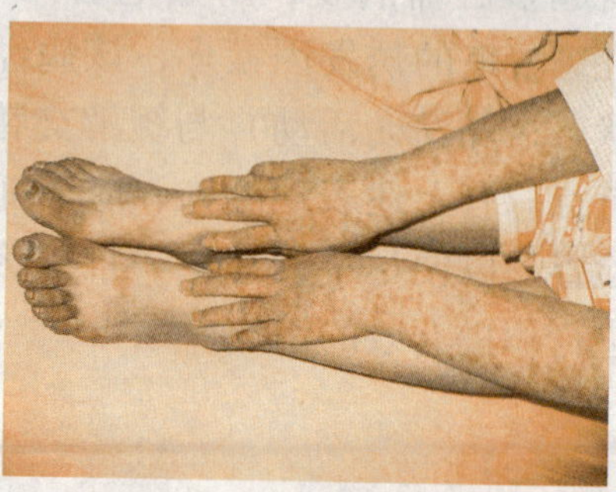

红斑狼疮的皮肤损害多种多样，表现不一。颊部红斑可以状似蝴蝶，称之为蝶形红斑。有些病人颊部红斑形状不规则，可持续数小时、数天或数周，经常反复发生。皮疹通常可完全消退而不留痕迹。有部分系统性红斑狼疮病人可出现盘状红斑，多位于暴露部位，如面部、颈部、耳、手臂和前胸部，呈散状片状分布，病程慢，很少自动消退。系统性红斑狼疮病人常有脱发，在前额上常有短、断发，并可出现斑秃、稀发。部分病人表现为指（趾）尖溃疡，甚至坏疽，手指末端和指甲周围皮肤出现红斑。日晒或劳累后皮疹可加重。患者若发现自己出现上述红斑时，一定要到医院找有经验的医生诊治，以迅速确定诊断，积极治疗，稳定病情，在没看弄清之前，千万不能胡乱用药。女性患者在面部出现红斑时，更不能随便用化妆品，以免加重病情。

系统性红斑狼疮可以损害哪些脏器？

系统性红斑狼疮的内脏损害情况因病变程

度和分布而不同。系统性红斑狼疮可以突然发病，类似急性感染；也可以隐匿发展数月乃至数年，只是偶有发热和不适。任一器官系统均可受累。大约90%病人主诉有从间歇性关节痛到多关节炎等不同程度的关节症状，有的病人甚至在其他症状出现之前数年即有这种主诉；常有胸膜炎和心包炎发生；多有全身淋巴结肿大（尤其是儿童、青年和黑种人）。中枢神经系统受累时可引起头痛、性格改变、脑卒中、癫痫、精神病等。肾脏受累在系统性红斑狼疮中很常见，可以是良性的和无症状的，也可以是进展性和致命性的。最常见的表现为蛋白尿，病人有时会发现尿中泡沫增多。除上述内脏损害，造血系统、肺、胃肠道也可以受累。出现内脏受累，尤其是中枢神经受累和肾脏受累的患者需要及时诊治。

如何预防系统性红斑狼疮复发？

避免日光曝晒、紫外线照射：多次大量X光照射或强烈电光照射均可导致本病复发。有些局限性盘状红斑狼疮经曝晒或照射可变成系统性红斑狼疮或由慢性演变成急性。因此，红斑狼疮患者要避免阳光照射，实在难以避免时，应使用遮阳伞，或戴宽边帽，穿长袖衣、长裤，皮肤涂防晒膏（如15%对氨基安息酸软膏等）。

避免寒冷刺激：寒冷刺激可导致本病复发，气候变化或季节转换时要随时加减衣服，冬季外出应戴帽子、手套，以防受凉。

注意药物诱发的可能性：有的狼疮患者发病明显与药物有关，如青霉素、磺胺类、保泰松、肼苯哒嗪、普鲁卡因酰胺、氯丙嗪、苯妥英钠、异烟肼、口服避孕药等，可使处于缓解期的红斑狼疮患者进入活动期和实验室检测指标改变。

妊娠与分娩容易导致系统性红斑狼疮复发：系统性红斑狼疮好发于生育年龄女性，它与妊娠互有不利影响。红斑狼疮患者怀孕，胎儿异常发生率比正常人群高。患者在妊娠头3个月可发生流产，特别是患者狼疮肾并且处在活动期，1/2的孕妇有可能发生流产，2/3左右可出现早产或死胎。反之，妊娠对红斑狼疮的影响也很大，半数以上的患者在怀孕末3个月和产后数月内病情加重或复发。病情处于缓解期的红斑狼疮孕妇复发的机会少些，活动期的红斑狼疮孕妇其病情恶化率较高。妊娠对系统性红斑狼疮最为严重的影响是肾脏的损害。因此，处于生育期的已婚妇女能否妊娠，何时可以妊娠，妊娠后应该注意什么问题，不能妊娠的患者需采取什么避孕措施等，必须接受专科医生指导。

及时抓住系统性红斑狼疮复发的先兆：病人在病情复发前3个月内其指标即有不同程度增高，如原有症状（如关节痛、发热、乏力等）重新出现，应及早就诊，进行必要的检查，因此定期进行免疫学检查至关重要。有条件的病人在缓解期可以每隔半年至1年检测1次ANA和抗DNA抗体。及时采取措施。

注意调养，保持积极乐观的态度：保持情志豁达、饮食有节、起居有常，使脏腑功能协调，气血调和，才会有益于疾病恢复。

注意劳逸结合，适当锻炼，节制性生活：系统性红斑狼疮患者在病情处于活动期时，应卧床休息，病情稳定后适当参加一些社会活动，从事一些力所能及的工作，但不宜过劳。应适当锻炼身体。

注意预防感冒，积极防治各种感染：

系统性红斑狼疮病人易患感冒。而感冒及各种感染（如急性扁桃腺炎、肺部感染、肠道感染）又都可诱发系统性红斑狼疮并加重病情。

某些食物，如香菇、芹菜、草头（南苜蓿、紫云英），某些药物，如补骨脂、独活、紫草、白蒺藜、白芷等能引起光敏感，应尽量不用。

注意戒烟、戒酒：香烟中的尼古丁等有害成分能刺激血管壁而加重血管炎症，应戒除。酒性温热，会加重系统性红斑狼疮病人的内热症状，不宜饮用。

注意有的保健品对系统性红斑狼疮病人非但无益，而且有害：如人参、西洋参、绞股蓝及其复方制剂，因含人参皂苷，既能提高人体的细胞免疫功能，又能提高人体的体液免疫，这对其他人确实有强身健体、延年益寿的功效，但对系统性红斑狼疮病人，由于这类保健品使人体免疫球蛋白增加，免疫复合物增多，激活了抗核抗体，从而可加重或诱发系统性红斑狼疮。

注意避免使用含雌激素的药品和食品：紫河车（胎盘）、脐带、蜂皇浆、蛤蟆油、某些女性避孕药均含有雌激素，而雌激素正是诱发系统性红斑狼疮的重要因素。

注意不吃羊肉、狗肉、马肉、鹿肉、驴肉：这类肉食品性温热，食用后会加重系统性红斑狼疮病人的内热症状。临床上发现有个别病人吃了这类肉，可使病情加重，造成严重不良后果。

注意补充优质蛋白和多种维生素，少吃含高脂肪、高胆固醇的食物：狼疮性肾炎病人长期有蛋白从尿中丢失，故应及时补充。较优质的蛋白质来源有牛奶、鸡蛋、瘦肉、鱼等。维生素，特别是B族维生素、维生素C对防治系统性红斑狼疮的某些症状大有裨益，应多加补充。

（费允云）

危险的红斑——皮肌炎

陈阿姨今年50岁了，头上多了几根白头发，她便去一家美发店做了染发。谁知，染发后不到一周，陈阿姨的眼眶周围出现了浮肿性的紫红色斑片，面颊部也出现了红斑。陈阿姨以为是“过敏性皮炎”，自己涂抹了外用激素软膏，没有明显的效果。她并没有在意，心想等过一阵子应该会好转。可是过了大约半个月的时间，陈阿姨逐渐出现了乏力、上楼费力、不能提重物等表现。开始，她以为是缺乏休息，可是后来症状越来越重，甚至不能正常活动，并出现梳头困难，下蹲后不能站立，并于四肢肘、膝、踝、掌指关节和指间关节伸面出现紫红色丘疹。她在老伴的陪同下去了医院。医生告诉她，从皮疹和肌无力的症状上看，诊断很可能是“皮肌炎”，但是明确诊断需要做进一步的检查。陈阿姨做了抽血化验和肌电图，结果明确诊断为“皮肌炎”。医生建议她住院治疗，并且告诉她老年发病的皮肌炎容易合并肿瘤，需要筛查肿瘤，现在需要加用激素治疗。

陈阿姨不知道应该怎么办。自己染一次发怎么就会得“皮肌炎”，还可能合并肿瘤!?一定要用激素治疗吗?可不可以用其他的药物替代呢?

什么是皮肌炎?

多发性肌炎和皮肌炎是一种自身免疫性疾病，并不常见，常发生于女性。临床上主要表现为四肢近端（如髋部、大腿、肩、颈部、上臂等部位）的肌无力，有时伴有肌痛。皮肌炎者同时伴有特征性皮疹。个别病人在皮肤异色病样皮疹的基础上皮疹呈鲜红、火红或棕红色，称“恶性红斑”，高度提示伴有恶性肿瘤。皮肌炎的皮疹多见于身体曝光的部位，受日光照射后皮疹增多或加重。它的确诊除需要病人的症状和体征外，还需要抽血查肌酶谱，必要时需做肌电图和肌活检检查。

皮肌炎有哪些临床表现?

几乎所有患者都会出现肌无力现象。本病起病多较缓慢，病情大多于数周或数月发展至高峰，一般病人从感到无力到去医院就诊为3~6个月。患者除有肌无力外，还伴有肌痛和（或）肌肉压痛。

疾病早期，患者在做跑步、下蹲起立、爬楼登高等运动时感觉困难，以后逐渐加重，进而出现步态不稳，易跌倒，无人帮扶很难自己爬起。患者可以出现抬臂困难，不能举物，甚至发展为不能梳头、穿衣等。大约有一半的病人可表现为平卧不能抬头。可出现吞咽困难、语言不清，有的甚至可造成饮水从鼻孔流出。若呼吸肌受损，可有呼吸困难等症状。病情进一步发展，可由肌无力发展为肌肉萎缩。多数患者有肌痛，可为自发性疼痛，也可出现于运动后或触摸后。

皮肌炎会损害哪些内脏?

皮肌炎的病人可有不规则发热，可有关节痛，可以发生关节畸形，心脏功能可异常（心动过速或过缓、心脏扩大、心肌损害、房颤），可有胸膜炎、间质性肺炎、皮下结节。部分可与其他结缔组织病重叠发生，可伴发恶性肿瘤。累及呼吸肌、吞咽肌和心肌的患者死亡率高。出现间质性肺炎的病人容易出现肺部感染。

皮肌炎可以治愈吗?

经过早期诊断，合理治疗，本病可获满意的长时间缓解，患者可从事正常的工作、学习，同常人享有相同的生活质量。尤其是儿童患者治疗效果更佳。成人患者可死于严重的进行性肌无力、吞咽困难、营养不良，以及吸入性肺炎或反复肺部感染所致的呼吸衰竭。多发性肌炎并发心、肺病变者，病情往往严重，而且治疗效果不好。合并恶性肿瘤的肌炎患者，其预后一般取决于恶性肿瘤的预后。

一般来说，治疗开始得越早，治疗效果越好。到目前为止，糖皮质激素仍然是治疗多发性肌炎和皮肌炎的首选药。

得了皮肌炎该怎么办?

皮肌炎或肌炎患者在急性期应卧床休息，注意口腔、外阴粘膜、皮肤及大小便护理，以防继发感染。避免日晒和紫外线照射，以防病情加重或复发。可适当增加肢体被动运动，以防止肌肉萎缩。在恢复期，应进行速度缓慢的主动运动，还可配合按摩、推拿等物理疗法，以防肌肉萎缩。

饮食上以高蛋白、高热量、低盐饮食为主。有吞咽困难者进流食易反呛，发生吸入性肺炎，因此饮食应以软食为主，少进流质饮食，病人睡觉时头部宜抬高。

（费允云）

摘不掉的“面具”——硬皮病

30岁那年，青青发现冬天出门被冷风吹后双手手指便会变白，后来，双手不能碰冷水，一碰冷水就会变白变紫，并伴有麻痛。之后每年冬天都会这样，症状时轻时重。青青没在意，也没有去医院就诊，只是尽量避免接触冷水。可是几年之后，她发现自己双手的皮肤出现肿胀，手指像腊肠一样，手背肿胀，并逐渐向前臂、躯干扩展。后来，青青出现了关节疼痛。再后来，青青发现自己的皮肤变得又厚又硬，逐渐失去了弹性和光泽，面部缺乏表情，像戴着面具一样，皮肤皱褶少了，嘴唇向里皱缩、变薄，并以唇为中心出现大量皱痕，鼻端变小，连张口都困难。同时，青青觉得自己有时吞咽干食困难，并逐渐出现了反食和反酸。青青去了医院。医生告诉她，她可能得了硬皮病，并且已经到了晚期，治疗效果不会太好。为了进一步确诊需要抽血化验。同时，由于硬皮病可以累及内脏，还需要做一些检查，评价内脏功能。

青青不知道什么是硬皮病？也不知道为什么会得这个病，自己没什么感觉，怎么就进入晚期了呢？能治愈吗？会危及生命吗？

什么是硬皮病?

正常人的皮肤柔软、光滑，富有弹性，能够保证关节弯曲、伸展和活动自由。但有些人某些部位，甚至全身皮肤逐渐发硬、绷紧、失去弹性，以至最后影响关节活动。这种病在医学上称为硬皮病。有些病人只发生皮肤硬化，称为局限性硬皮病；而有些病人还同时发生心、肺、胃肠和肾等内脏纤维化和硬化，这种情况被称为系统性硬皮病。后者往往病情严重，预后较差。这种病的发生是由于血清中出现多种特异性的自身抗体，它在皮肤真皮层内增生造成皮肤肿胀，继以变厚变硬，最终萎缩。

硬皮病有哪些表现?

大多数患者的最早表现是手指（脚趾）遇冷时发紫、发白，伴疼痛及麻木，时发时愈，这在医学上称为雷诺现象。不久后，病人的躯干和四肢皮肤出现弥漫性肿胀，继之硬化，最后皮肤萎缩和变薄，皮肤紧贴于骨膜上，常可发生皮肤溃疡和坏死。病人的面部表情固定，鼻变小、变尖，眼裂变小，外耳变薄，张口困难。全身关节可以出现疼痛和僵直等表现。当患者内脏同时受累发病时，往往会出现各种相应症状，如食管受累时可出现吞咽困难；胃肠受累时，出现腹痛、腹泻与便秘交替；肺脏受累时，发生呼吸困难等症状；心脏病变时出现

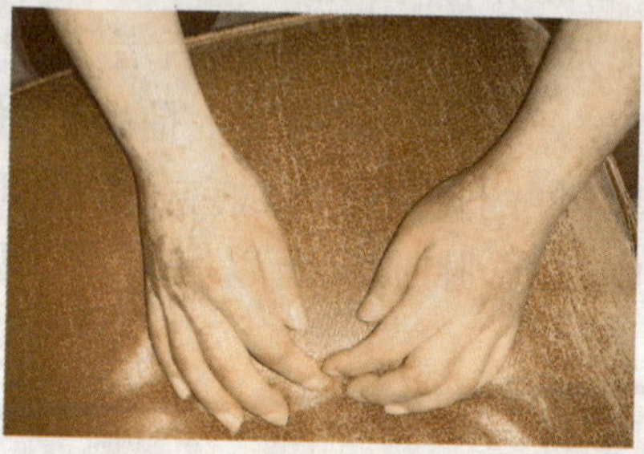

气急、胸闷、心悸和各种心律不齐等；肾脏病变时出现血尿、蛋白尿、氮质血症和高血压等。这样的病人病情严重，需要积极治疗。

硬皮病会引起病人死亡吗？

少部分硬皮病可以引起病人死亡，肾脏病变是硬皮病最常见的死因，一部分病人可表现为急剧进展的高血压，病人出现严重的头痛、恶心呕吐、视力下降、抽搐和急性肾功能衰竭（出现少尿和无尿），被称为硬皮病肾危象。其他如肺间质纤维化、肺动脉高压和继发感染也可以导致病人死亡。

硬皮病能治疗吗？

治疗硬皮病目前尚无特效方法。不少病人经日常的修养和适当的药物治疗，病情能得到一定缓解。激素、D－青霉胺和一些免疫抑制剂在病程的早期有一定的疗效。皮肤病变可以于皮肤科就诊，外用药物治疗有一定的效果。

出现硬皮病肾危象的患者需及早到正规医院就诊，使用血管紧张素转化酶抑制剂治疗。

爱心提示

病人自己要树立战胜疾病的信心，要求生活规律，注意劳逸结合，避免过度紧张，避免各种刺激；要戒烟，避免使用麦角碱及肾上腺素等药物；要防止手外伤，避免诱发或加重血管收缩的因素；注意手部保暖及适度的指（趾）活动；应经常使用凡士林、抗生素软膏和尿素脂等外用药保护皮肤；要增加营养，进高蛋白、高能量饮食；坚持长期随访和治疗；注意药物的副作用。出现头痛、恶心呕吐、少尿、无尿等症状时，应及时就诊。

（费允云）